アクティブ・ワークライフバランスの方法

女性作業療法士の子育て・介護・仕事

宇田 薫 編著

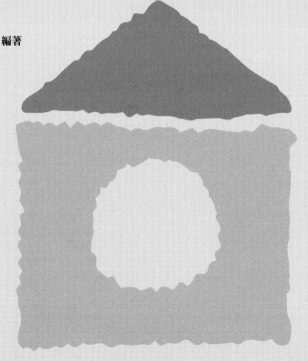

序

　雑誌『臨床作業療法』に2013年11・12月号（10巻5号）から約5年間にわたりコラム「女性OTひとりで悩まないで」を連載した．この度，対談を加えて，1冊の本として改めてまとめさせていただいた．

　私は作業療法という仕事が大好きで，我ながら，かなり真剣に向き合ってきた．悩みがなかったわけではないが，そういう私に「宇田さんは，楽しそうでいいですね」「日本作業療法士協会理事や講師活動で家を留守にできていいですね」「ご家族が理解あっていいですね」と言われることが増え，それは同時に悩みを抱えながら働く女性作業療法士（OT）の存在を知るきっかけになった．その時々に，お話を聞き，聞かせていただくだけで気持ちが楽になる方や，私の経験からの助言で前向きになられる方にも多く出会った．そのやり取りを活字にして，同じような悩みをもつ女性OTに届けたいと考えるようになったのが，このコラムの始まりである．

　振り返ってみれば，多くの女性（時には男性）OTに悩みを打ち明けてもらい，そして，その悩みについて多くの女性（時には男性）OTから助言や励ましをいただいた．両者が，互いに出会ったことも，今後，出会うこともない関係であっても，このコラムが継続できたのは，相談者が今まで誰にも打ち明けず，ひとりで悩んでいたことを勇気をもって表現していただいたこと，助言者が自分と同じ悩みを経験しているOTに理解・共感していただけたからではなかろうか．さらに，出会ったことのない私に悩みを打ち明けたり，助言の協力依頼に応じてくださったことも継続できた強みである．多くの相談者と助言者のみなさまに，この場をお借りして感謝申し上げる．

　昨今，女性の働き方について注目されるようになった．しかし，コラムに多く登場する女性の妊娠，出産，育児，介護と仕事の両立に関する悩みは，「口に出してはいけない」と，どこかタブー視されてきたと感じている．今後，女性が活躍できる社会が目指されていくだろうが，その経過の中で，女性がアクティブに働ける時代を迎えるまで，私たちは自らの現状を表現し続けていく必要があると考える．

　最後に，私が「女性OTの悩みを，女性OT自身で表現する場がほしい」という願いを，受け止め，それを実現してくださった工藤良治さん（株式会社 青海社社長），女性OTの表現したいことを理解し，より伝わりやすく校正してくださった編集室の出西野々花さんに心から感謝し，この本が，女性OTだけでなく，アクティブに働くことを目指している女性に寄り添える本になれば幸せである．

2018年8月4日

宇田　薫

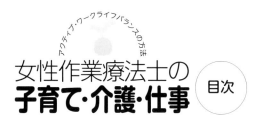

はじめに………7

● 対談 1

働きながらの子育ては視野をも養うプラスのキャリア
宇田　薫 ＋ 河合麻美………9

● 両　立

育児と仕事の両立 (1)………32

仕事復帰直後の育児との両立………35

慣れない部署での職場復帰………38

育児と仕事の両立 (2)………41

介護と仕事との両立………44

「子どもとの時間」と「スタッフとの時間」のバランス………47

仕事と家庭の両立がむずかしい時………50

子どもの介護とブランクへの不安を抱えながら………53

子育て中の親の介護―過去に相談がなかったテーマ………56

● 体　調

妊娠中の働き方―つわりがひどい時 (1)………59

妊娠中の働き方―つわりがひどい時 (2)………62

体力低下・体調不良を抱えながら働くこと………65

持病を抱えながら働くこと………68

● 対談 2
生活・職場とコラボレートし自分流の生き方を創る
　　宇田　薫 ＋ 高沢梨沙…………71

● 周囲の人々
　　妻をサポートするパパOTの悩み…………88
　　職場でざっくばらんにディスカッションしてみました!…………91
　　妊娠中のOTが働ける職場づくり—管理職OTの立場から…………95
　　先輩女性OTのみなさんへ—あなたの存在が力になります…………98
　　将来の出産・子育てなどへの悩み—独身OTに聞いてみました…………100
　　その時の状況において輝ける自分を…………103

● スキルアップ
　　産休・育休中における「生活行為」…………106
　　勤務外での，気になるお子さんとご家族への関わり方…………109
　　母としての時間と，OTとしての成長の時間…………112

● 前を向いて
　　妊娠中の働き方—相談者の今…………115
　　これまでの相談を振り返って…………118
　　多くの「1人で悩んでいた女性OT」と出会って…………120
　　働くお母さんと共にいて（1）…………122
　　働くお母さんと共にいて（2）…………125
　　みんな「ひとり」ではなくなった…………128

出典一覧　臨床作業療法…………131
あとがき…………132
プロフィール…………133

はじめに

　本書では，5年間のコラムを「両立」「体調」「周囲の人々」「スキルアップ」「前を向いて」の5つのテーマに分類している。「両立」は，一番相談回数が多いテーマである。両立に悩むのは，女性作業療法士（OT）が育児・家事・介護という役割が増えたとしても，OTとしての役割を以前と変わらず担い続けようとするがために生じる悩みと思われる。「体調」では，妊娠中のつわりに関し，特に職場で自身が初めて出産するスタッフという立場の場合，周囲のスタッフの理解を得ることが難しい。また，その理解を得るために，自分たちがどのように立ち振る舞えばよいか分からないという問題も同時に存在する。そして，持病を抱えながらや，自身の体調・体力を考慮しながら働き続けるという悩みは，今後，同じような状況のOTが増えるであろうという問題を提起していただいたような気がする。

　「周囲の人々」については，育児や介護と仕事を両立させている時，必ずなんらかのサポートを周囲から受けている。サポートしていただくことに申し訳なさを感じる一方，サポートする側もさまざまな思いを抱いており，両者の理解の必要性がうかがえる。

　「スキルアップ」では，育休中や時間が制限される中でもスキルアップの気持ちを絶やさない専門職としての悩みや，OTという専門職であるがために，日常生活での他の子どもさんの動作が発達的に気になることへの対応の悩みがある。

　そして最後の「前を向いて」では，過去の相談者や，筆者が出会った悩みを抱えていた女性OTのその後と，働く女性OTに育てられたお子さんたちからのメッセージとなっており，女性OTに対し，アクティブに働くことへの不安を軽減してくれるものと確信できる。

　これらすべて，紙面という，すなわち限られた文字数での表現，かつ相手が見えない世界，かつ限られた文字数のみであるため，「悩み」というテーマを扱うには基本的に難しいと考える。しかし，相談者が赤裸々に表現され，助言者がそれを十分に共有し，相談者のことを思いストレートに助言してくださったため，相談者以外の方に読んでいただいても，十分に両者の思いは伝わるであろう。

　今回，書籍化にあたり新たに対談2つが加わっている。これは，紙面での活動を続けてきた中で，もし，相談者と助言者のやりとりが，もう1往復2往復増え，その内容を深めたり，追求したらどのような展開になるだろうという思いがあったためである。

　対談者のお1人目は，「リハビリママ＆パパの会」（リハMAP）の代表である女性理学療法士（PT）の河合麻実さん。「リハMAP」とは，2008年に発足したPT，OT，言語聴覚士（ST）などのリハビリテーション専門職の育児と仕事の両立を目指し，託児付きスキルアップ勉強会や会員アンケート調査による学会発表，情報発信，交流会などを行っている民間団体であり，会員は約700名である。2018年の今年，10周年を迎えられる。このリハMAPとこのコラムとの大きな違いのひとつは，悩みがあるセラピストが「対面」するということである。その違いから，コラムでは表現できないものが対面で得られるということが見えてきた。やはり「対面」では，会員同士のやり取りが可能であるため，互いの

状況を書面で書きにくいところまで理解できる．会の中だけでの共有ではあるが，その深める作業は，女性セラピストの働き方を追求することにおいて非常に重要な空間・時間と考えられる．

一方，紙面では深めることへの限界はあるが，多くの女性セラピストに情報を提供できる．今後は，互いの活動が「深められた情報がひとりでも多くの女性セラピストに届く」ような発展を願う．

また，「紙面」でやりとりする女性OT，「対面」で集うOTたちは，いずれも共通する悩み，体験を抱えているのである．言い換えれば，女性の悩みは至るところに存在し，現在に至るまで同じ経験をしてきたOTが存在するということである．それは今後も続くかもしれないが，女性が働きやすい社会になるまでは，紙面・対面，それぞれの役割を継続していきたいと感じた．

「リハMAP」の活動の中で，『臨床作業療法』誌コラムでも多く取り上げた「仕事と育児の両立」に関する，アンケート調査を行われている．コラムでは数名の相談者の声しか取り上げられないが，アンケート調査により，それが女性セラピストの一部だけの声ではないということが実証でき，これらの活動を行っていく際には，今後，客観的に示すことも必要ということが認識できた．

対談のお2人目は，働きやすさを意識した職場でOTとして働かれている，高沢梨沙さんに働きやすい職場づくりについてお話を伺った．高沢さんの職場ではFish哲学というマネジメント論を病院全体で職員教育として実践されているため，リハビリテーション部においても女性セラピストが働きやすい環境になっている．働きやすいため，高沢さん自身からも，自身が仕事と育児を「両立できている」という言葉もきかれる．コラムでは「子どもがいることで職場に迷惑をかけている」「夕方の勉強会に出られずセラピストとして遅れをとっているような気がする」という悩みが多い．そのように感じることなく働けるために，Fish哲学を用いていない職場でも，できる工夫はないかについても触れている．今後，国による働き方改革が推進されていくとしても，自身の職場の考え方・意識がどうあるかが重要であることに気づかされる．

本書では，女性OTの悩みについて紙面，対面そして現場実践の中で考えることができる．このような作業が必要であるという現状は本来，悲しいものであるが，これは女性OTがOTとして働き続けようとしている現実であり，それを声に出せるようになっていることは誇らしいことである．このように表現し続けることで，作業療法という仕事を，自分らしく継続させる方法がきっと見つかるはずである．

対談1　働きながらの子育ては視野をも養うプラスのキャリア

宇田　薫 ＋ 河合麻美

リハMAPを立ち上げた思い

宇田●私は河合さんと出会っていなかったら，それまでの自分の女性に対する考え方から，あまり成長していなかっただろうと思うんですよ。河合さんをはじめ，いろいろな人と出会って情報交換をさせてもらうことは，貴重だったなと感慨深く思っています。

河合●何事も積み重ねですよね。私も当初はこんなふうになるとは，思っていませんでした。

宇田●河合さんは，ご自身の経験から「リハビリママ＆パパの会」（以下，リハMAP）を立ち上げられたということですね。

河合●そうなんです。実は，私は上の子2人を育てている時にはそんなに大変さを感じていなかったのですが，3人目が双子だったのです。そこで初めて，外に出られないつらさや，社会に取り残されたような不安を感じました。子ども2人を乗せたベビーカーを押したら，それこそスーパーに行っても買い物かごも持てない。これでは買い物ができないと思ったら，もともと出かけるのが好きでしたので，とてもつらくなってしまいました。

そこで，私と同じセラピストでママの人はいないかなと思い，誰かと話したいということからmixi（ミクシィ）というソーシャルネットワークサイトでコミュニティを始めたんです。そうしたら，実は自分もつらい思いをしていたんだというセラピストが100人くらい集まってきて，同じ思いのママたちがこんなにいたのだと驚いたのです。みんなそれぞれに葛藤したり，悩んだり，罪悪感のようなものを感じたりしながら働いているのだと，そこで分かりました。

初めは，そのコミュニティで愚痴を言い合っていたのですが，ただ，それだけじゃ何も変わらないと思い，それでwebの外に飛び出して，リハMAP（当時「PTママの会」）を立ち上げたんです。

もっと女性の意見を大切にしてほしい

宇田●私も日本作業療法士協会（以下，OT協会）の理事になった時は，女性の作業療法士（以下，OT）のことを考えるのが一番の目的ではありませんでした。訪問リハビリテーション（以下，リハ）のことをしたい気持ちがあったので，女性を応援していくというのは二番目くらいのテーマでした。

OT協会の理事に女性として就任して，協会ニュースなどいろいろなところに女性OTを応援していきたいということを書いたら，女性たちから「女性OTのことを発言してくれるだけで嬉しい」と反応が多くあり，そんなにみんな女性OTについての発言を抑えていたのかと思いました。それで研修会に行って，講義の前に「私のOTとしての活動のテーマ5つのうちひとつが『女性を応援する』です」と言ったら，もうみんな研修内容よりもこの問題に興味があるみたいでした。懇親会でもこの話題で話せることが嬉しい様子で，悩みとかが聞こえるようになってきたのです。

私は，「女性OTを応援します」と言っただけ

です。それなのに，その前後で女性たちの私に対する相談内容や話しかけてくる内容がこんなに変わるということにびっくりしました。

河合●きっと，そういう声かけをみんな求めてたんですよね。

宇田●みんなずっと我慢していたんですね。妊娠した時に，職場で業務に配慮してもらえなかったという相談がありましたが，妊娠中の業務負担への配慮などタブー視されているから，言ってはいけないと思うからでしょう。そうであるなら，私がまず言おうと思ったんです。

河合●そうですね。OTは女性の比率が結構多いのに，男性がOT協会の理事や上の役職を占めていますよね。そのへんが影響しているのかもしれません。

宇田●でも，理事は男性が多いけれども，部・委員会活動の作業は，女性もかなり頑張っています。

河合●本当ですよね。でも，私たちリハビリ専門職が対象にしている人たちって結局，女性も男性もいて，それで逆に高齢者では女性が多いという場合が多いじゃないですか。だから，もっと女性の意見を伝えていくというのは，大切ではないかと思います。

　女性が求めているものとか，自分が高齢になった時について心配することとか，家事や育児をしながら体験した感覚というのは，患者さんや利用者さんのためにも，とても必要ではないかと思うのです。だから，もっと女性の声にも耳を傾けてほしいですね。

宇田●私もずっと女性OTの活動について発言してきました。最近は，大学院に通っていて，そこにジェンダー論の話をいろいろしてくれる人がいます。そういう話を聞くと，ごく普通に男女というジェンダーが存在するのだから，どっちがどっちなどと考えず，自然に過ごせたらよいと思います。OT協会の理事会でも，理事を男女同じ比率にすべきだという話もあります。しかし最近の国会を見ていても，男女の比率はすぐには変わらないなと感じています。

河合●女性しか子どもを産めないですからね。ただ出産は女性にしかできなくても，出産後の子育ては，男女どちらでもできると思うんですよ。

　私の実家は自営業をしていましたが，父が育児や家事が好きで，まめな人でした。母が逆に不器用でしたから（笑），保育園の送迎から家に帰って宿題をみるのも，休日の料理などもほとんど父がしていて，母はただ笑顔でいるだけというような感じでした。だから，私には結構，男性（父親）もやればなんでもできるのではないかという気持ちが前提にあります。

宇田●うちの主人も全部する人です（笑）。

河合●だから主人にも，私はそれを求めちゃうんですよね。男性にできないことはないよって（笑）。

紙面での活動と対面での活動

宇田●OT協会の理事に就任して2年後に，『臨床作業療法』誌でコラム「女性OT ひとりで悩まないで」を書き始めてから5年になります。私は，コラムで女性OTの悩みを取り上げるにあたって，仕事と育児との両立という問題は絶対に出てくると分かっていましたし，実際そんな相談が多かったのです。しかし，それから育児以外の介護の問題も出てきました。また，自分が病気でという相談を受けて，私が経験していない悩みを抱えている女性OTがいると知り，すごくショッキングでした。私は，女性OTを応援してきましたが，自分の想定していた悩める女性OTというのはかなりターゲットを絞りすぎていたと反省しました。

　そこで，やはりそれぞれの人に悩みはあるのだ

から，いろいろな人にいろいろな悩みを発信していってほしいと思いました。私には分からない悩みが出てくることがあれば，そういう悩みに答えてくれる人を探すことにしました。すると，必ずいるわけです。ということは，この悩みを発信した人以外にも同じ経験をしている人がたくさんいるのですね。

今までそれを公表せずに，表現せずにこられた先輩たちもたくさんいたんですね。だから，どのような悩みに対しても「私の経験でよかったら」とか「自分の経験を言うことくらいしかできないけれど，それでもいいかしら」とかいう感じでコラムの助言者に答えていただきました。この5年間，全部の相談に対してアドバイスを断る人が1人もいなかったんです。悩みを聞いただけで共感でき，「良いアドバイスはできないけれども，共感だけでもしてあげたい」と思う人がいるということは，すごいことだと思います。コラムでは今後も，みんなが表現できていないことをどんどん表現してもらいたいです。それで救われる人もいるでしょうし，表現してこなかった人が表現できるようになるでしょうから。

また，体調不良による悩みもすごく多いです。私も，そんな悩みは全然なかったというわけではありませんが，もっと大変な人がいるのだと分かりました。そのほかに，療育が必要なお子さんの育児をしながら働きつづけている方など，私が知らないことがまだいっぱいありました。

その時に河合さんが，私の環境では物理的にも時間的にもなかなかできない活動をされているのを見て，すごく嬉しかったんです。それで対談をしたいと思ったのです。執筆する紙面と対面では違う何かがきっとあるでしょうから，その限界を聞かせてもらえると，対面の限界を紙面でフォローできると思います。

河合●広く目が届くのは紙面のほうでしょう。きっといろいろな人の目に触れると思います。ただ，やはり直接会って話せば，リアルなお話ができます。

私は初め，先程お話ししたコミュニティに100人くらいで集まって，愚痴を言い合いながら過ごしました。「何月何日の何時からコミュニティ上で暑気払いをやります」というように告知していました。みんなその場にお酒を持って，オンライン上の飲み会のように，コミュニティの中でいろいろなことを話していたんですね。そのうち，みんながお互いにリアルに会ってみたくなって，今度はオフ会をしようという話になりました。10人くらいが東京で初めて顔を合わせた時は，「ああ，ハンドルネーム○○さんね」みたいな感じでしたが，リアルな声を聞いて，やはり名前をしっかり出して話すことはすごく責任が伴うと思いました。

今までみんなハンドルネームだったから職場のことでも何でも気楽に話せました。しかしただ言っただけでは状況が変わっていかないので，「私たちはこう思っているんだ」ときちんと名前を出して話すことを重ねれば，改善策が形になっていくんじゃないかと思ったのです。「ただハンドルネームで愚痴っているだけじゃ変わらないよね」ということがそのオフ会で初めて分かって，コミュニティ上で話して気分をすっきりさせるだけではなくて，これからはその愚痴を言っている環境を変えていきたいというのがみんなの思いでした。

そして，その後，2，3回オフ会を開催し，その時に参加していたメンバーでリアルな「PTママの会」をつくりました。メンバー同士のディスカッションで，子育てをしていると勉強会に出られないということが話題になりました。「勉強を

したいのは山々だけど，平日子どもを預けながら働いて，休日にまで子どもを預けて勉強会にも行くなんて，そこまではできない」という意見が多く，それなら「子どもを連れていって，子どもは遊びながらママは学べるという機会があったらいいのではないか」という提案がありました。「そういう勉強会を探してもないんだったら，自分たちでつくっちゃおうよ」という話で盛り上がりました。

その話が出て2カ月後くらいに，初めは藤リハビリテーション学院で開催したのですけど，コミュニティでアナウンスしたり，いくつかの県の理学療法士会（県士会）で案内してもらったことで，20人くらいが集まりました。そこからですよね，私の今の活動のスタートは。

宇田●そうですね，実際に会うと，やはり責任が伴いますね。「女性OT ひとりで悩まないで」のコラムは，実名は隠してイニシャルです。それでも，みなさん真剣に相談してくるし，助言者も匿名だからといっていい加減な書き方は全然されません。ちょっと厳しい助言が入っていたりもするくらいです。

しかしそれには助言者自身が経験したことを伝えているという前提があるから，相談者はその厳しさも受け入れてくださっていると思います。会ったことがなく今後も会うことのない人にアドバイスするわけですから，やはり真剣に考えて答えているのだろうと思ってお願いしています。

マタニティハラスメントへの考察

河合●孤独になっている人が，とても多いと感じています。私たちの仕事は，1人職場というのも結構多いですよね。その職場の中だけにいると，ほかに同じ仲間がいるということに気づかないですよね。

そういう人がリアルにみんなと会うことで，「私だけじゃないんだ」と気づきます。こういう紙面でもきっと「同じ悩みを抱えているのは私だけじゃないんだ」という共感につながっていくと思います。

宇田●こんなにたくさん子育てしながら働いている女性OTがいるのに，みんなそれぞれに「私だけなんだ」という気持ちがどこかにあるのでしょうね。

河合●そうなんですよね。

宇田●女性OTを応援する活動を始めてから時々，「女性OT」という演題で講演の依頼をいただくようになって，2014年6月の日本訪問リハビリテーション協会学術大会in熊本のモーニングセミナーで話しました。悩める女性たちが結構たくさん来場してくださって，中には泣き出す方もいました。

私の経験談を話したのですが，私がかわいそうと思ったからではなくて，「同じ境遇の人がいたんだ」と安心して泣いてしまったそうです。リハ職の歴史がこんなに長く築かれてきている今でも，妊娠したら辞めないといけないと考えている人がまだいるのだなと思いました。

河合●確かに。何年か前の「PTママの会」の時代に「マタニティハラスメント（以下，マタハラ）に対する意識調査」をした時にもやはり，「妊娠中に何が一番大変だったか」という質問に「上司やスタッフに妊娠を報告するタイミングに悩んだ」と答える方が多くいましたね。あとは，やはり他のスタッフとの仕事量の差でした。「あれができない，これができない」ということがあって，そのへんも障害だったと。マタハラが実際にあったかどうかについては，「経験あり」が43％で，「実際に経験したことはないが，見聞きしたことはある」は64％と，結構な割合でした。

だから私としては，これだけ日本が少子化で「産み育てよう。子どもを増やせ」と言っている状態にもかかわらず，また家庭では旦那さんはもちろん，おじいちゃんおばあちゃん，兄弟もみんなが妊娠の報告を喜ぶだろうに，職場で報告することには躊躇と葛藤があり，職場の人たちには「ごめんなさい」と言わなくてはいけないのって，どうなのかしらと思っています。

宇田●私は訪問リハの管理者をしていますが，うちでは妊婦さんでも訪問リハ業務をしながらみんな育休直前まで働いてもらうんですね。

　ただ，うちでも上司に妊娠を報告するタイミングとして「安定期に入るまでは言わない」という人もいるので，自分の身を守ってくれる人をちゃんとつくるために「管理者と身近な人だけには，言ってください」と話しています。仮に妊娠を知らなかったスタッフが重労働を頼んでしまい，それが原因ではなかったとしても，あとで悲しい結果になった時に，「私があのときあれを頼んだからこんなことになったんじゃないか」と思ったとしたら，その人を傷つけることになると話しています。それは妊婦さんの場合に限りません。たとえば親御さんが思わしくない病気で，「誰にも言わないでほしい」と頼まれていても，ほかの人から「がんくらいで，くよくよしちゃいけないよね」というようなことを言われたら，その人は傷つきます。言った側のスタッフも，あとから「あの人のお父さんがご病気だったのに，あの時にあんなことを言っちゃった」と傷つくという話をして，それからはみんな，他のスタッフになるべく伝えるようにしているようです。

河合●そうですね，確かに。胎盤ができるまでの間が一番不安定ですから，不安定期の時こそしっかり身体を守らなくてはいけないのに，その時期に言えないのでは困りますよね。実際にお腹が大きくなれば，みんな手伝ってくれるんですけど，奥さんがまだ妊娠したことがない男性や独身の男性だと，どういうふうに身体が変化していくかが分からないので，その安定期に入るまでの一番危険な時期が意外と見過ごされています。逆に，知らなかったから，手伝えなかったという場合もありますね。

　まずは妊娠がどういう経過をたどるもので，どの時期が一番大変で，お腹の赤ちゃんにとって大切なのかとか，それらを私たち医療者自身もきちんと知っておく必要がありますよね。知っていれば，妊娠の報告を受けた時に，「今一番大変な時期だよね」と，分かってあげられますし。だから，妊娠の経過について自分が知っていることも大切ですし，周りが知っていることも大切だと思います。

宇田●妊娠中に悩みが出てきた時も，経験のある上司は，「ちゃんと周りに言ったらいいんだよ」「言うべきだよ」とアドバイスしています。フォローする側の若いスタッフも，「言ってもらわないと私たちも分からないから，言ってもらえたらいいな」と話しています。言えないのは，「こんなこと言っていいのかな」とか，「これから迷惑をかけていくのに」と遠慮しているからですが，周りは「言わないでほしい」とは思っていなくて，かえって「言っていいよ」と思っているんですけれどね。

　実際に，うちの職場で初めて妊婦さんが出た時，みんな妊娠中の体調の変化が分からないから，「病気じゃないのに，なんでこんなに休むんだ」と話したり，「お昼からなら出ます」と言われて，「1日休んでくれるほうが調整しやすいのに」と話したりもしていました。本人は，やはり職場に出てきたいようだったんですね。

河合●そうなんですよ。妊娠の大変な時期は，人

それぞれですよね。しかし，その職場で一番初めに妊娠した人の経過がいいと，それがその職場での当たり前になってしまいます。そして，2人目が妊娠悪阻とかですごく大変だったりすると，「前の人は大丈夫だったのに，あなたはなんで」というふうに言われてしまうこともありますね。だけど，妊娠の経過は十人十色なので，その点を注意する必要があります。

宇田●うちの職場は何人かの妊婦さんがいる状態が繰り返されて，みんなだいぶ分かってきました。私が管理し始めてから10年くらいの間，1年に1人は妊婦さんになっているから，子どもはたぶん13人くらい産まれているはずですよ。10年を経て，スタッフたちはみんな「今度の人のつわりはどんなパターンだろう」と考えて合わせられるくらいになっていますので，妊娠しても辞めずにちゃんと働き続けています。このように働き続けられる環境をつくっていかなければいけないと思います。

河合●リハMAPでは職場のパイオニア的な存在，職場で初めての妊婦さんを支えるような活動もしたいと思っています。初めの人がちゃんと歩けるように道をつくれれば，あとの人たちも「私もできるんだな」と，その道に続くことができると思うので，そこをきちんと支えていきたいですね。

宇田●そのなかで私もそうだけど，妊娠中も働いて，今もこうして働き続けているという先輩たちが，やはりもうちょっとサポートしてほしいなと願っています。

河合●そうですよね。「女性の敵は女性」と言われたりすることが，意外とあったりするんですよね。「私はこんなに大変だったんだから」と言って，あとから続く人に大変さを押しつけてほしくはないですね。

宇田●私もその経験は，今も心に大きく残っています。同じ経験をされている先輩にそのように言われて，同じ経験をしているから分かっているはずの人がなぜそういうことを仰るんだろうと思ってすごくショックでしたから，自分は絶対にそうはならないようにしようと思いました。

河合●そうですね。奥さんの近くで妊娠の状況を経験している男性でも，ほかの女性だと，同じことをなぜか理解してくれない人もいます。「妊娠は病気じゃない」という認識から，ほかの人と同じように働くことが美徳とされてきたんですね。具体的なマタハラの内容では，「つわりがいつ終わるのか，具体的な日付を述べるように言われた」という人や，「妊娠を報告したら，『それって今，産まなければいけないの』と言われた」という方もいました。

宇田●そのマタハラ的なことをする相手は誰だとか，そこまでアンケートは取っていないんですか？　上司なのか，同僚なのかとか。

河合●妊娠を報告した時に言われたということなので，上司でしょうか。マタハラのアンケートでは「心ない言葉を言われた」という経験が多いのです。発言は形に残らないものですし，相手としては，傷つける気はなかったということももちろんあるのでしょうけど。

宇田●妊娠を報告したら心ない言葉を言われることもあるし，妊娠する前からも，「そろそろ子どもがほしい」とか「結婚した」と言ったら，この人はたぶんもうそろそろ妊娠するだろうと周りや上司も見ています。今年，妊娠するかもしれない人の部署はこっちにしておこうと，妊娠を警戒していることが本人にも伝わります。本人も何月くらいに妊娠するのであれば迷惑をかけないかだとか，今年なら迷惑をかけないかなと考える人も結構います。

河合●一方では，子どもが欲しくても授かりづらい人もいますね。不妊治療と仕事の両立に関することも結構問題かなと思っています。今男性，女性ともにご夫婦で真剣に不妊治療をされている方もいるので，仕事と不妊治療との両立もちゃんとできるようになってほしいですね。やはり，不妊治療についても職場では言いづらいとは思います。

宇田●不妊治療は，すごく微妙なタイミングで病院に行かないといけない場合があるから，やはり頻繁に休んだり，急に休まないといけない時があったりします。本当はストレスをかけずに不妊治療に専念できるといいのですが。また，結婚した女性には，「タイミングをコントロールすることはしちゃだめだよ」と言うようにはしています。

河合●そうですよね，確かに。

後輩たちの模範となるママに

宇田●河合さんもどこかに書かれていましたけれども，ママ側の日頃の態度やモラルなども，やはり気をつけないといけないですね。「言っていいよ」と言われると，なんでもかんでも言いがちですが，自分もやるべきことはやっているかどうかというところを振り返らなくてはいけないんじゃないかなと気づいたんです。そういう話が，みんなで集まった時などに出てきます。

河合●そうですよね。自分たちの権利を主張するだけではなくて，言うからにはやはりきちんとやることもやっていないといけませんよね。業務時間内にしっかりやるべきことをやるとか，今度穴を空けるかもしれないから，その分を普段の仕事中にカバーしておくとか。すべて完璧にするという意味ではなくて，これはできないけれど，あれはできるというような心構えも必要ですよね。また，職場でのコミュニケーションを密にするとか，

良好な人間関係をつくっておくということは，自分がサポートしてもらう立場となった時にとても大切になると思います。

宇田●やはり仕事をしているからには果たすべき義務があって，それをしっかりやっている人と，そうではない人とでは，「妊娠しました」とか，「休みたい」とかいう時の周りのサポートの仕方が違いますからね。妊娠する女性だけに限らず，やはりすべての職員が日頃からきちんとした仕事をしておけば，お互いにサポートできると思いながら働かないといけないなと，妊娠の問題を通じて思いました。

だから，たとえば365日の回復期病棟で女性が働きにくいとなった時に，その人を365日の回復期から外そうという職場もあれば，「この先輩にはいてほしいから，私たちが日曜日に出ます。先輩は日曜日は休んで，回復期に残ってください」と言われる人もいるわけです。

河合●この間，独身の女性OTの方から相談を受けて，「ママの中でも自分たちがサポートしたくなるママと，サポートしたくないママがいるんですけど，どうしてでしょうか」と言われました。私も疑問に思い「そこには，どういう差があるの？」「どういう人だと，サポートしたくなくなるの？」と聞いたら，「自分の主張だけはして，仕事はそこそこに，定時になったらすぐに帰ってしまう人とかはサポートしたくない」とのことでした。

周りのスタッフは，ママOTの普段の仕事への向き合い方や取り組み方，患者さんや利用者さんに対する接し方などを見ているんですよね。だからこそ，私たち自身も職場にいる貴重な時間内にやるべきことをしっかりやるということが大事なのだと思います。

宇田●また，スタッフの話を聞いてあげたいけれ

ども，時間になると帰らなくてはいけない自分がとてももどかしく，スタッフへの指導ができていないと思うという悩みも聞きました。一方で，そういう悩みに対して，子育て中の先輩がいる人に，コラムで助言者としての返答を書いてもらったら，「自分たちはその時間内にいろいろと十分に気を遣ってもらっていることでとても安心だし，そういう先輩の姿を見せてもらうだけですごく勉強になる」ということでした。やはり，そうやって時間内にしっかり仕事をして，さらに後輩のことに気を遣う人は後輩から大切に思われています。

河合●そうですよね。だから，できればママという立場になったからには，後輩たちに自分もママになりたいなと思ってもらえるような人，私も先輩みたいにできるかなと思ってもらえるような存在になってほしいと思いますね。

宇田●河合さんがリハMAPで行ったアンケートの中に，若い人が「先輩を見ているとつらいから，自分は結婚したくない」と書いていましたね。コラムで，いつもママOTをフォローしてくれている若い人たちに意見を求めた時も，やはり「自分は先輩みたいにできる気がしないから，結婚のこともすごく不安に思う」と書いていました。若い人たちは先輩ママの大変な姿を見て，そう思っているのだなと残念でした。

河合●若い人たちは，よく見ているんですよね。だから私も，背中を知らず知らず見せていると感じています。これから子どもを安心して産める社会になるためには，たぶん私たちが今どういうふうに歩いていくかが，このあとを歩く人たちに影響を与えるのかなと考えています。

宇田●女性OTで，子育てが終わった人たちに，「子育ての期間は自分にとってメリットのない時間だったか？」と聞いたら，たぶんイエスと言う人はいないと思いますね。「子育てをしながら仕事を続けたことは大変だったけれども，あの頃は充実していた時間だった」と言う人が多いと思います。見ているほうは大変でつらそうで，あんな経験はできないとかと言うけれど，あの経験を終えて，今その時間を悔いている人はあまりいないと思います。

河合●子育ては，その場その場が充実していて，大変ながらも，なんとか乗り越えられるんですよね。ただ，今はテレビなどで虐待の話などがクローズアップされているので，これから子どもを持とうかという時に自分はちゃんと育てられるだろうかと子育てに不安を感じる人は，かなり多いようです。本当はきっと完璧なママなんていなくて，外見はキラキラしているママでも家の中は片づいていなかったりしますよね（笑）。

宇田●そういう声が出るようになった時代だから，今働いているママたちは，若い子たちが見ているというのを少し意識するようにしたらいいとも思います。いつも余裕なくバタバタしているように見えるかもしれないけれど，案外，楽しんでいるのよってね（笑）。

河合●そう思います。駄目な自分も見せていいと。そういうつらいところも自分の一面だけど，楽しいところもこんなにあるのよと，アピールすればいいと思うんです。

何パーセントだと，両立といえるのか

宇田●私は「セラピスト経験が長く，OT協会の理事を務めていて，仕事と子育てを両立できた人」と思われていたようで，講演で今までの自分の子育ての仕方について「子どもに熱があっても，ばれるまで保育園に預けようとしましたよ」などと話すと，「そんなに手を抜いていたのか」と言われます。だから，仕事と子育ての不安を口にする

時，みんなは何をもってして「両立」と言っているのでしょうか。

パーセンテージで，45％が仕事で55％が子育てだったら，あるいはハーフ＆ハーフなら両立できているというのか。たぶんパーセンテージにこだわっているわけではないと思うのですが，必ず「両立」と言うんですよ。しかしどういうふうに両立を考えているのかというのを，あまり聞いたことがありません。

河合●そうですね，確かに。たぶん今までの独身時代みたいに仕事に100％の力を普通に注げる時の感じのまま，育児がプラスされるときっと100％以上になっちゃうから。パーセンテージで考えたら，両立って難しいですよね。

宇田●もし，自分にすごく没頭する趣味ができたとしたら，たぶん趣味の時間が増えるけれど，その時は育児と違って仕事との両立に悩んだりはしないのでしょうね。

河合●だから，育児はもちろん自分で選んでやっていることなんですけど，「子どもがいるからこういう生活になっちゃっている」とか，「仕方なく働き方を変えている」と捉えて，自分の選択というところに落とし込んでいない人もいるのではないかと思っています。

でも，誰にでも1日は24時間と決められているので，その中でフルタイムで働いて仕事の時間を長く取り子どもと接する時間を少なくするのか，それともパートタイムや短時間勤務で働いて，子どもといる時間を長くとるのかとか，それは子どもの月齢やライフステージに合わせて，いろいろなバリエーションがあっていいのではないかなと思うんですよね。

宇田●両立で挙がってくるのが，子どもと接する時間が少ない，自分の勉強する時間が取れないということです。時間の問題が両立できない理由なのでしょうか。

河合●時間と充実度ですね。

宇田●充実度には，自分が両立できたと思えるパーセンテージとか，両立させる項目の数とかが関係してきますね。やはり，そのへんのことをはっきりさせて，もう少しみんなしっかり自分の両立できる範囲はどこまでかという目安をもつとよいと思います。

たとえば，子どもが3歳くらいまでは研修とか，勉強とか，発表とかは難しいでしょう。こういうことは少しセーブしても8時間はしっかり働いて，分からないことは，時間内に調べられたら調べようとか，いろいろと働き方を考えられると思います。私は，先輩に「全部，蓄積しておいたら，いつか使えるから，蓄積だけはちゃんとしておきなさい」と言われたから，そこはしっかり守りました。そして，子育てが終わった時に蓄積したことをもう1回調べたり，分からないと思っていたところを勉強できる研修会に行ったりできました。

みんなも自分の両立できる内容をもう少し考えたら，そんなに不安にならないのではないかと思います。子どもと接する時間が少ないという悩みはよく聞きますが，コラムで，それについて2回続けて，働く女性OTに育てられた人たち（子ども）に書いてもらったんです（p.122〜127参照）。その人たちのママは，私と同じ世代のママです。産休だけで復帰した人とか，フルタイムで働いていた人ばかりで，子どもと接する時間は少なかった人たちだったのです。しかし子どもさんたちが口を揃えて言ったのは，時間の長さではないということでした。「長さは，充実度とは違うよ」ということです。短い時間の中で子どもとどういう接し方をしたのかを，経験あるママたちが若い人たちに伝えてあげてほしいです。

河合●「リハMAP」でも育児と仕事の両立というテーマでアンケートを取ったところ，97％の人が両立は困難だというふうに答えていて，かなり衝撃的だったんです。こういう結果が出てしまうと，これから仕事と育児を両立したいと思う人にとってなかなかハードルが高いと，強く感じましたね。

宇田●そこで私は，「何をもって両立なのかな」と思ったのです。

河合●たとえば，一番初めにぶつかる問題として大変なのは，子どもが体調不良の時の仕事の調整です。これは，子どもが風邪とか，いろいろな感染症とかをもらってきて熱を出してしまうと，もう自分がどう頑張っても仕方ないではないですか。だから，自分が何か努力して失敗しないようにできることだったらともかく，子どもの体調不良への対応を準備することは予防や体力温存以外になかなか難しいと思います。

宇田●子どもの体調不良時に勤務調整が困難になる，研修会に行けない，子どもと過ごす時間が少ないといったことは，タイムマネジメントが難しい課題です。子どもの体調不良時の仕事の調整については，数日休ませてもらえば済むことが大半ですが，長期的な治療が必要な病気になった時は難しいですね。

ピンチにある人を助け合えるように

河合●ただ，その時に，たとえば自分が仕事を休んで看病しようかという葛藤であるとか，自分は仕事に行きたいと思っていて，子どもも看てあげたいのに預けなくてはいけないと思っているなど，本当はどう思っているのか分からなくなり，きっと葛藤し悩むと思います。

私も娘が1歳の頃，水疱瘡になった時に「治った」と言われたので，すぐに仕事復帰しなければいけないと保育園に預けました。すると病み上がりだったので体力がなく，今度は肺炎になり，入院することになってしまいました。その時には，「本当なら，最初から親がこうして娘の傍にいてあげなくてはいけなかったのに，自分が仕事をしたいという思いだけで子どもを保育園に預けて，こんな結果になった」と，子どもに対してとても罪悪感をもったんですよね。あの時は，本当にこれからも仕事を続けていていいのかなと，痛切に感じた時でしたね。

育休中は，早く職場に戻りたくて仕方なくて，生後8カ月で保育園に預けて仕事に戻ったんですけど，そうしたら1歳になる前にもうそういうことがありました。時間やその調整ということだけではなくて，私は働いていていいのかなという葛藤がありました。体調不良時は母親が迎えに行く家庭が結構多くて，うちの場合は主人と半々で迎えに行ったりとか，休んだりもできたのですが，男性は「なんで子どもの体調不良でお前が休むの」と会社で言われる方も多いようです。

今では，そういう育児する男親に対するパタニティー・ハラスメント（パタハラ）なんていう言葉もできたくらいですが，そのへんの社会の認識がまだ男女で育てるという感覚ではなく，どうしても子どもが体調不良の時に頼られるのは母親ですよね。

宇田●タイムマネジメントというのは，やはりその葛藤への対処法の1つです。うまくマネジメントできない時ママの気持ちがしんどくなって，「両立」という言葉になっている部分もあるのでしょうか。

河合●それは，あるかもしれません。私も子どもが小さい頃，職場に掛かってくる保育園からの電話が怖くて，外線電話が掛かってくると，「私かしら…」とビクッとしていました。やはり私の子

と同じくらいの子どもをもつ何人かの母親と，「あっ，私？　どっち？」というやり取りをよくしていました。そのやり取りのあとで，患者さんの分担を調整したり，普段から調整できるようになるけカルテを書いておくようにしていましたが，やはり患者さんに申し訳ないという気持ちもありました。

宇田●ママの気持ちに負担がかからないような休み方ができたらいいですね。結局，休むのなら一緒かもしれないけれど，「また休むの？」と言われて休むのと，「大丈夫だから，ちゃんと子どもについていてあげなさい」と言われて送り出されるのとでは違うと思います。後者であればたぶん，両立できないとはあまり思わなくなるでしょう。

河合●そうですね，きっとね。

宇田●うちは訪問リハだから患者さんと1対1の対応です。急に休むと言われたら確かに困るから，ちょっと今日は子どもの様子が怪しいという日は，先にみんなに言っておくとか，「もし，保育園から呼ばれたらこうしようね」と，みんなで相談していました。そうすると，安心して働けます。

休むのは確かに申し訳ないけれども，次の日，「昨日は助かりました」で済む話です。そして，スタッフたちは，「ほかの人がそうなった時に，また助け合えばいいから」と話し合うなどして，職場内で上手に調整してくれているようです。

河合●そうですよね。だから，そういう意味でもやはり普段からのコミュニケーションが大切だと思います。子どもがちょっと鼻水が出始めたりとか，そろそろうちも体調が悪くなりそうだとか，ちょっとした合図を私もよく上司に出していました。

宇田●「子どもが」と言うと，みんな「えっ」と言うけれども，「親が」「主人が」と言っても「えっ」と言われません。「子どもが」と言う時だけ，みんなが「なんで？」となるのはどうしてだろうと私は思っています。子どもだけではなくて親や，結婚していなくても大事な人，家族同然のペットなど，その人が大事にしている対象がピンチという時は，みんなでしっかり助け合いましょうねという雰囲気になれば，子どもが病気をして休むことだけに引け目を感じることはなくなるでしょう。そういう雰囲気づくりも，やはり職場の環境からだと思います。

それから，さっき話したように自分の常日頃の働き方です。これから国がいろいろな働き方改革を提案し，女性に対してもいろいろと配慮してくれるでしょうが，いくら指導されても職場自体にそういう意識がなければ変わらないと思います。きっと，意識というところまでは国は言ってくれないから，私たち職能団体（OT協会）の中でそういうことを伝えていけるように，職場で話し合ってもらえるような雰囲気づくりができたらいいなあと考えています。

河合●そういう良い取り組みはどんどんシェアして，お互いの良いところを取り入れて，ほかの職場でも活用していけるといいと思いますね。

宇田●特にうちのスタッフには，ピンチになっている人のことや，いつも近くにいる人や大事な人のことを考えられる力というのは，私たち専門職にはとても必要なものだと伝えています。患者さんのことを一生懸命に考え，患者さんのご家族のことも考えるためは，やはりこういう力が日々備わっていなければと話しています。「身近な人にできないのに患者さんにできるの？」とね。私たち専門職はそういう力をたぶんもっていると思います。

河合●そうですよね。やはり，自分の生活を大切にできない人は，患者さんや対象者さんの生活も大切にできないと私は思っています。それを「リ

ハMAP」でもモットーにしています。だから，育児と仕事を両立させるのは決して悪いことをしているわけではないし，そこに引け目を決して感じないでほしいと思いますね。

　当時，私は，自分に子どもがいるということを患者さんに言えなかったんですよね。「子どもがいる」と言うと，この人は勉強していないと思われてしまうのではないかと思い，自分の中で自分をきっと否定していたのでしょうね。

すべての経験がプラスになる

宇田●河合さんは，妊娠するまでは結構，勉強会や研修会に行っていらしたでしょう。

河合●行っていました。それが行けなくなってしまうのは寂しくて，研修会仲間に「これからは行けなくなる」と報告した時もとてもつらかったですね。

宇田●研修会に行けなくなって，みんなから遅れていくのが怖いという悩みも出てきますよね。研修会は大事だから行かないといけないけれど，1回の研修会でどれだけの差がつくかといったら，実はそんなに不安になるほど差はつかないと思うんですよね。

河合●たぶん私は，研修会が自分の中で仕事のサイクルの一部になっていましたね。ただ，妊娠中はそれこそ自分の身体の変化を知ることができ，たとえばお腹が大きくなり腰痛が出てきたり，腰や骨盤がぎしぎしする感じなどを身をもって体験できました。

　あと，育児をしていくことは間近に人間発達を見られる機会です。子どもの目と手が協調していくところから，寝返りができるようになって歩けるようになるところまで全部目の前で見ることができたので，私たちの仕事にもすごく活かされることだと思いました。育児中はそれらを本当に大切にしてほしいと思います。研修だけでは得られない学びがありますよ。

宇田●コラムでは，育児休暇中に生活行為向上マネジメントの視点を，子どもを通して考えよう，休んでいる間もOTの視点を別のところで磨こうと考えておられる方もいました。

河合●そういうのも，いいですよね。間近でみた人間発達をレポートして1本提出したら1単位にするとか，これまでにない生涯学習ポイントも作ってもよいと思います（笑）。

宇田●妊娠して子育てをしたら，それはやはり経験として絶対，仕事に役立つことでしょう。先輩方から「人生に無駄な経験は一切ない」とか，よく言われますよね。若い時にはこんな経験しないほうがよかったと思うこともありましたが，「今まで生きてきたなかで，無駄だった経験はありますか？」と聞かれて振り返ると，やはりほとんどなくて，全部が何かに生かされています。

　私には，交通事故に遭って入院して何回か手術を受けたという時期があり，その時にトイレに行けなくて，ベッドサイドで絶対に嫌だと思っていたポータブルトイレを使用しないといけなくなりました。しかし，実際に使ってみたら，その快適性・必要性が理解できました

　また，それまでは患者さんが「痛い」と言っても，「様子を見ましょう」と軽く受け流していました。しかし，自分が痛い時に看護師さんから「様子を見ましょう」と言われ，「いやいや，ちょっとなんとかしてよ」と思いました。その経験があってからは，患者さんが「痛い」と言ったら，「その痛みを除去できる方法はないかな」と，とことん考えるようになったんです。育児を通しても本当にたくさんの経験ができるから，そこで得たものを何かに生かしていってほしいと思います。

河合●そうですよね。人生の1つひとつの出来事

とか，ライフイベントがプラスのキャリアになっていくといいなと思います。病気にしても，育児にしても，介護にしても，その1つひとつがきっと仕事に生かせる。OTをはじめリハ専門職は，それができる仕事なのではないかと思うんですよね。

宇田●私たちの仕事は，ヒューマンサービスです。すべての人が経験することに対して関わっていくから，自分がやはりひとつでも多くの経験をしておけば，絶対，仕事に生かされてきます。いいことだけではなくて，大変なことも。

河合●そう思います。そういう意味では家庭での生活も大切ですね。家で掃除機ひとつかけていない人が，それこそ家事の指導などはできないでしょう（笑）。

宇田●私，OT1年目の調理実習の時，自分で作ったこともないのに，どうやって味噌汁の調理指導するのだろうと思いました。

河合●そうですよね。家事も一通りやっておいたほうがいいですよね。

旦那さんや家族の理解を得るための努力

宇田●河合さんは，リハMAPの資料のなかで旦那さん選びに家事を目安にするとか，そんなことを書かれていませんでしたか。

河合●そうなんです。旦那さんに家事への理解があるかどうかも，女性が仕事をするうえで大きい要素だという話です。旦那さんの理解があればいいですねとか，旦那さんに洗濯などの家事の方法をちゃんと理解してほしいとか，よく言われますね。

しかしそうはいっても，そもそも男の人のなかには家事を自分の役割だと思っていない人もいるのではないかと思います。子育てにしても，どちらかというと手伝うという感覚で，「なんか手伝ってほしかったら言って」というようなことを言われると，本来は子育ては2人でやるものではないのか，2人の子どもだよねと思うんです。

宇田●一度，理解についてをテーマとして勉強会を開いて，みんなで理解ってどういうことかを話し合いたいですね。

河合●良いですね，確かに。何をもって理解というのかを勉強することですね。

宇田●役割分担を理解していない人もいれば，一緒に育てるという意味がわかっていない人もいます。たぶん，理解という言葉の意味するところって，人によっていろいろなのでしょうね。

河合●そうですね。言葉かけも理解していることのひとつでしょうし，実際に手伝うのはもちろん理解しているからでしょうし。

宇田●私は主人を理解のある人と思っているのですが，何をもって理解のある人と思えているのかなと考えた時，最終的に行き着いたのは，私が1人の女性，1人のOTであることを理解してくれて，すべてを協力したり助けてくれたりしているからというところです。主人が家事の方法を理解しているということではなく，私が頑張っていることを理解してくれているからなのだと思ったんですね。

河合●先日，若い人たちと旦那さんを選ぶ時の話をしたことがありました。どういうふうに選ぶのかをアドバイスするとしたら，さっき話したように等身大の自分を受け入れて愛してくれる人，背伸びしたり着飾ったりした自分ではない素の自分を全部受け入れてくれる人を選んだほうがいいよと言います。そういう人でないと一緒にいて疲れてしまうし，きっと本来の自分を出せなくなって，苦しくなるのではないかなと話しました。

宇田●20歳代で結婚した女性セラピストは，まだまだ成長していくわけです。よりいっそうOT

としてPTとしてキャリアを積もうとする女性ほど変化していきますから、ご主人は変化していく奥さんに付き合っていかないといけないわけです。そこで、何かこんなはずじゃなかったというギャップが生まれたりすることもあるかもしれません。

うちの主人は最初から理解はありましたが、私がOT協会の常務理事になるとは絶対に思っていなかったでしょう。私自身も思っていませんでしたから（笑）。それで講演が増えたり、家を空けることが増えたりしましたが、そこまで主人は想定していませんでした。それで、「あなたが行かないといけないの？」とか、「あなたが話さないといけないの？」とか言っていました。主人にしたら8つも年下の妻ですし、セラピスト（PT）としての経験も主人のほうが上だから、またこのペーペーのOTがいったい何をしゃべるつもりだと不可解な様子でした。しかし「まあ、頼まれたし、とりあえず」というような返答をすると、「ふーん」という感じで受容してくれました。

そういうことが増えてきた時に、「県外に行くとか、家を空けるのを月に1回にはできないか」という話があり、「できるだけ1回にする」と言いつつ2回になり、3回になり、今では毎週いない時があります（笑）。でも、だいぶ経ってからですが、私が書いたものを読んだり、つくったりしているスライドを見た時に、「なるほどね」という感じがしたらしいのです。主人も職人気質で、PTの仕事はしっかりやる人だから、「なかなかこういうふうにまとめて話す人はいないよね」とか、「現場でやっている人のつくったスライドだというふうに見えるから、あなたがやる意味というのはやはり分かる」と言ってくれ、それからは月に1回にとは言わないようになりました。

OT協会の理事は、会員のためと思ってやっていることですが、主人に私のやっていることを理解してもらうためには、やはり納得してもらえるようなことをしないといけないなと思いました。

河合●そうですよね。なんだ、かんだいっても家族って最大のパートナーというか味方じゃないですか。だから、家族に応援してもらうのが、やはり一番のパワーになるかなというのはありますよね。

宇田●うちは、両親も子どもも全員そうなんです。私の母親は、娘は忙しいと思うだけではなくて、「こういうことを人のためにやっているから忙しい」と分かってくれているから、「あんた忙しいから私が入院しても、この程度の入院の時は来なくていい」とか、「これくらいの時は来てほしい」とか、自分で判断して私を呼びつけるようにしてくれています。

子どもたちもやはり、詳しい仕事内容は知らないけれども、人のためにする仕事だと分かっています。小さい頃から母親に預ける際も、「おばあちゃんが見ていてくれるから、お母さんは仕事に行っても大丈夫よ」と言ってくれていました。だから、自分がしっかり仕事しているということを家族に理解してもらえるような表現の仕方をきちんとしないといけません。

専業主婦が減っていく時代の流れ

河合●私は離婚経験があるので、旦那さんの理解がすごく大切だなと思っています。初めに結婚した人は、私が仕事をしていることをあまり良く思っていないようでした。いくら私が頑張ってもなかなかかみ合わず、逆の方向に行ってしまう感じでした。

宇田●その問題は、旦那さんが、奥さんが家にいる時間が少ないのは嫌だという人だったことではないでしょうか。

河合●そうですね。だから，男の人もちゃんと自立してくれなくては困りますよね（笑）。自分で生活できるスキルはもっていてほしいなと思いますね。

宇田●でも，これからの時代はどうなのでしょうか。私の母親の時代は，専業主婦が多く，私の子と同世代の子たちのなかにも母親が専業主婦という子が半数以上いました。今は，働いているママが増えてきたから，現代の子どもたちの親はだいたい働いている人ばかりかもしれません。これからの時代はどうなっていくのかと思っていろいろな調査を見ると，奥さんにも働いてほしいという男の人が増えて，専業主婦の女性がいいという人はだいぶ減ってきていますよね。

河合●そうですよね。今から20年前になりますが，私が一番初めの子を育て始めた時は，デパートのベビールームにはママと赤ちゃんが2人で入って，パパはみんな外で待っていました。それから10年後に，その子の弟たちが双子で産まれて，その時は旦那も含めて一緒にベビールームに入ってオムツを替えている姿をたくさん見ることができました。10年でこうも変わったのだなと，男性の育児参加というのはとても進んでいるのだなと感じましたね。

宇田●私の時代は，ベビールームすらあまりなかったですからね（笑）。

河合●上の子の時はなんだか男子禁制みたいな雰囲気だったのが，変わってきているのだなと思います。

宇田●昔からの考え方というのはずっとあるけれど，やはり変化してきているところもあると思うし，時代の流れとともにその時代に応じた文化に変わっていきますよね。もちろん，変わらないものもありますが。

　また，土地による違いもあります。たとえば，沖縄はいろいろな事情が違いますね。子どもが多い，共稼ぎが多い，比較的近くに親御さんがいる人が多いなどの事情があるから，スタッフたちはみんな普通に最低3人は産むわけですね。だから，復帰したらまた早い時期に育休という具合で，男の人たちも「今日は，僕が迎えに行きます」とか，「今回は僕が休みます」というのが結構普通です。ましてや，みんな共働きなので，辞める人はほとんどいません。

河合●その土地の文化もありますね，きっと。

宇田●私は結構，いろいろな土地の人の話を聞きます。地域によっては1人っ子が多いなど，いろいろ違いがあると思います。

河合●確かに，それはある気がします。

宇田●私の職場には家事を分担するというか，家事に参加する男性スタッフが最近はとても多く，「ほかの家事はできませんが，焼きそばだけは作れます」とか言っていますが，それでいいと思いますよね（笑）。

河合●得意メニューが3品くらいあって，必殺技で作ってくれれば助かりますね。

宇田●同じ野菜炒めでも味付けを変えればいいでしょう。

河合●うんうん，そう思います。

OTやPTに育てられた子どもたち

宇田●「リハMAP」に今集まっているのは，まだ子育て真っ最中の人だから，もう大きくなった子どもたちはあまり登場してこないでしょう？

河合●大きな子どもをもつ人たちも結構います。最近はサポーターとして参加してくれたり，保育ボランティアとして手伝ってくれたりしています。

宇田●その子たちはOTに育てられた子たちですか。

河合●そうですよ。OTやPTに育てられたお子さんたちです。わが家の娘たちも2人とも大学生になり今，保育ボランティアとして参加しています。

宇田●ちゃんと表現できるようになった年齢の，セラピストに育てられた子どもたちの話を聞くと，ママたちは安心してくれますよね。

河合●そうですね，第2回の勉強会の時に，今は公益社団法人埼玉県理学療法士会の監事をされている清宮清美先生という方の娘さんがPTだったので，その2人に登壇していただきました。清宮先生からはどういう育児をしてこられたか，どう仕事と育児を両立してこられたかを伺い，そして娘さんからはどういうふうに育てられてきたか，その育児をどう思ってきたかということを話してもらったことがありました。私が「リハMAP」の前身の「PTママの会」を立ち上げた時に，ちょうど清宮先生が県士会の副会長をなさっていました。県士会の会報の巻頭言に，子どもを連れて県士会の活動や会議に行っているという話が載っていて，すごいPTがいる，この人の話を聞きたいなと思っていたので，先生が勤めていた埼玉県総合リハビリテーションセンターに直接電話して講演をお願いしたんです。

清宮先生のような先を走っている先輩たちが応援してくださって，また先生の娘さんは充実した子ども時代を過ごされてPTになられているということを知り，「ああ，これでよかったんだな」という思いで満たされました。私も子どもが小さい頃に，「これでいいんだよ」とか，「大丈夫だよ」などの言葉をとても言ってほしかったのですが，誰も言ってくれなかったんですよね。

宇田●みんな言いますよ，「これでいいのかどうか？」「これで大丈夫かしら？」って。本当，それでいいと思いますよ。

河合●そうなんですよね。当時は子どもといる時間が少なかったので，預けていて「子どもがぐれてしまうのではないか」とか，「愛情が足りないのではないか」という不安がありました。大きくなってからはようやく，「ああ，仕事を続けていてよかったんだな」と自分で思えました。「大丈夫だったじゃない，ぐれなかったじゃない。ちゃんと育っているじゃない」と思いましたね。

だから，これからの若い人たちには「今のままでも大丈夫だよ」と伝えてあげたいなと，あの時に自分が言ってほしかった言葉を伝えたいなと思っています。

宇田●まだまだ世の中を変えることはできないけれど，それでも自分たちや周囲ができることを，もう少しみんなで共有できれば，そうやってママが働いていても頼もしい子どもたちがたくさん育ってくると思うのですが，やはりまだみんな不安なんですね。

私の時代は，同世代から「預けてまで働くの？」とか，「それだけ貧しいのか」とか，「ひどいママね」とか言われていました。親の世代からも「あんた，そこまでして働きたいのか」とか，「保育所なんかに預けて変な子になったらどうするんだ」とかと言われていました。子どもを保育所に預けながらずっとそう言われている人が知り合いにいて，その人は毎日，保母さんが日誌に「○○ちゃんは，今日はこんな遊びをしていました」と一言書いてくれたりするのを全部メモし，それをご両親に見せて，「大丈夫ですから，大丈夫ですから」と言ってご両親の理解を得ていました。

河合●自分の身内からも，患者さんからもよく言われたので，私はそれが「自分はママだ」と言いたくなくなった理由のひとつでした。患者さんに「子どもがいるんです」と伝えると，「どこに預けているの？」と聞かれます。「保育園です」と言

うと，きまって「かわいそうに」とか，「親いないの？」とか聞かれるので，「いや，親はいるけれど親も働いているし」と答えながら，私は子どもにそんなかわいそうなことをしてしまっているのだろうかと思い，自分の中にかなり葛藤がありました。

でも，子どもたちは私と一緒にいる時は楽しそうにしていましたし，保育園でもお友達みんなと遊んで楽しそうでした。ですから，保育園に預けることはそんなにいけないことなのだろうかと悩んでいました。

宇田●うちの子どもを預けた保育園は，たまたまとても素敵な保育園だったので，子どもたちは楽しかったと言っていますし，保育園での思い出が今でも心に残っています。

これはこの対談のテーマとあまり関係のない話かもしれませんが，その保育園では，夏に一泊で園児の家族全員でお泊まりに行くんですよ。兄弟も全員来るから，25名くらいの園児で，兄弟を足したら50名でしょ。両親も来るので，もうほんと100名規模で泊まりにいくんですね。それで，夜になると親はみんな一緒に飲んだりして。

このお泊りを毎年，卒園しても中学校3年生までは幹事を交代しながら，毎年続けました。高校1年生からは親はもう参加せず，子どもたちだけで同窓会をするんですね。その同窓会をずっとしているから，0歳からのお付き合いが続いているわけです。子どもたちもこのお付き合いをすごく貴重だと，血はつながっていないけれど兄弟みたいな関係だと言っていますから，保育園に預けられたことを全然かわいそうだと思っていない。それどころか，保育園時代もすごく人生に役立っていると思っています。

河合●私自身も両親が自営業だったので，保育園に2歳から通っていました。私は，朝一番早く，それこそ保育園が始まる時間に預けられて，最後まで園にいたんですよ。両親のお店が終わってから，保育園が終わる頃に父親が迎えにくるので。それでも，父親がある意味ポジティブな人でしたので，最後に先生と2人で残された保育園に迎えに来ては，「いいな，お前は。先生を独り占めできて」と私にいつも言っていました。

だから私は，どんどんほかのお友達の親が来て子どもたちがみんな帰っていくと，だんだん先生と2人になれるのが楽しみな感じがして，すごくわくわくしていたという思い出があります。

だから，保育園に預けていたことを親が「ごめんね」と言うか，「よかったね」と言うかで，預けられていた時間が子どもにとってポジティブにもネガティブにもなるなって思います。私も子どもを保育園に預けていた時期は，父のポジティブ精神をまねて，「ごめんね」とは言わず，「楽しい時間だったよね」と言うようにしていました。

宇田●コラムで私の子どもたちに思い出を書いてもらったところ，小さい時の楽しい感覚とか，お母さんの笑顔の感じとか，育てられた感覚がずっと残っていることに感動しました。私が，「子育てって，どう思う？」とか，いろいろ聞いた時は，娘と息子2人ともが「一緒にいる時にすごく楽しかったとか，悔しかったとかということに共感してくれることがすごく大事なんじゃないか」と言っていました。

男の子もお母さんと共感したいのかなと思って，息子に「男の子とお母さんって，どんなことで共感できる？」と聞いたら，「うーん」と言って，その時は流されたんですけど，私がネットを見ている時に，「ちょっとこれ見て，面白くない？」と言ったら，「ああ，面白いなー。母さんこういう感じだよ。一緒に面白いと言い合う，こういう感じがあればいいと思う」と話してくれました。

だから，小さい子たちが「お母さん，見て，見てー」と言って，お母さんが「かわいいねー」とか，「頑張ったね」とか応えているでしょ。「お母さん，見ててよー」と言うのは，たぶん共感してほしいからだと思うんですね。たぶん子どもの欲求のひとつとして親と共感したいというのがあると思います。子どもたちと一緒に彼らが小さい頃のことを振り返った時に，そういう時間がいっぱいあったと思い出しました。

河合●保育園の送迎中に，いろいろと話した思い出はあります。お家に帰るとバタバタと家事に追われて，子どもと向かい合って話す時間ってなかなかつくれないですよね。

そんな中で子どもの話を聞く時に私がいつも心がけていたのは，ただ「うん，うん」とうなずいているだけではなく，必ず質問するということでした。「今日こんなことをして遊んでいたんだよ」と言ったら，「誰と一緒に遊んでいたの？」と聞いて，「この子と遊んでいたよ」と言ったら，「じゃあ，その子と遊んでいる時，どんなことを話したの？」という具合に，質問をすると話が広がり，子どもにとっても自分の話を聞いてもらっている感じがしたようです。

だから，私がキッチンで料理をを作っている時はいつも子どもたちが両サイドに来て，右から左から，いろいろと話しかけてきていました。もちろん，目と目を見合って話すのが一番いいのでしょうけど，家事をしながらでも子どもとコミュニケーションがとれて，絆を深められ，それが母親からの愛情表現にもつながっているのではないかと感じました。

宇田●自分はこの時間はこう過ごすんだとか，子どもの話を聞く時はこうするんだというのを，きちんともっていたら，ほかの時間がちょっと少なくても気にせずに自信をもって，これが私の子どもとの接し方なのだと思いますよ。コラムで子どもさんたちに書いてもらった時（p.122〜127参照）にみんなやはり「子どもを構ってあげてください」と書いていましたが，子どもが家にいる時間ずっと子どもに何かしてあげないといけないということでもないと思いますよ。

河合●そうですね。先日，小学生の息子が学校で「家族の団らんをしてきてください」という宿題を出されて，「そこに誰がいましたか？」とか，「何を話し合い，何のテーマでしたか？」とか，親からの感想とか，子どもからの感想とかを書く欄があったのです。

なんだか，こういうふうにセッティングしないと家族の団らんってできないのかな（笑）。そういうのが苦手になってきている時代なのかなと思い，ちょっと寂しくなりました。

宇田●うちの娘は，「お母さんは日頃は忙しいけれども，日曜日は必ず一緒に遊びに行ってくれた」と言っていたんです。「日曜日は絶対に」という気持ちが娘の中にはあったようで，振り返ると確かに毎週，遊びに行っていました。

セラピストだからできること

宇田●河合さんは，セラピストならではの思考過程や思考構造が子育てに役立っていると思うことはありますか。

河合●自然にそういう能力を使っているでしょうね，きっと。

常にいろいろと評価はしていて，子どもの運動発達などはすごく気にしていました。

宇田●私も，遊びのなかでも，この作業遂行の結果はどうなるかとか，きっとこうなって楽しいだろうとかは考えました。楽しい結果が待っていると私は分かるから，子どもがその結果に辿り着いた時は思いっきり派手に喜ぶとか，すごくほめる

ようにしていました。

　こうやったら失敗するなと思った時に，予防策を張る親もいます。それは駄目だと分かっていますから，私は予防策を張りたくなってもあえて張らずに，もう失敗させようと思いました。それでも，ここまで来たら手を出さないといけないなということは，考えていました。

　公園に行って本当にびっくりしたのが，子どもと一緒に子ども用のクライミングで遊んでいると「右手の次はそこよ。左足をこうしてから，次は左手をここに」と全部教える母親がいて，それは安全だとは思うのですが，私の場合は自分の子どもが小さい時，この子がこの滑り台を滑ったら，たぶん下で一回転してしまうだろうなと思って見ていたのです。そうしたら，本当に派手に転がってしまったということがありました（笑）。

河合●私たちなら，そのへんの安全と危険のぎりぎりのところは見極められますよね。その境目を分かっているからできることだと思いますね。

宇田●結果が分かるから，もっと演出してあげようとか，ここにはリスクがあるから軽減させようとか考えられますね。

河合●遊び道具にしても，あの段階にいく前にまずこれからやらせてみようかとか，これができたんだったらじゃあ次はここにいけるかなというように，少しずつステップアップしながらやらせていましたね。

宇田●OTはやはり作業分析をすごくしますね。分析せずにすぐ答えを出したりはしないでしょうね。導くようなことをしてしまうのもOTだからなのかもしれません。おやつ作りとかも，やさしい部分は子どもにさせていました。ここはちょっと失敗しても食べられるからいいだろうというように，学ばせていました。

　子ども同士のトラブルがあった時のアドバイスも，これが作業療法的かどうかはわかりませんが，こういう問題が起きたなら周囲をもうちょっとこうしたらどうかとか，自分の関わり方をこう変えたらうまくいくのではないかとかというような仕向け方や，あの時あなたはそういう気持ちだったんだねとか，自分だったらこう思うから明日こう話してみては，などと分析していました。

河合●そうですよね。でも，失敗することから学ばせるためには，親が先回りしないということが大事ですよね，それを予期できるからこそね。

宇田●子育てを経験したからこそ，患者さんに反映できるということも，やはりありました。同世代の女性でターミナル期の人を担当したとき，この人にも私の子どもと同世代の子どもがいるだろうと思い，母親として子どものことをどう考えるかということがすごくよく分かるから，やはり支援の仕方が違っていたと思います。自分に子どもがいなかったらそういう気づきはなかったでしょうから。やはり子育てしたからこそ，同じ世代のターミナル期の女性への関わり方をいろいろ考えられたかなと思いますね。

河合●いろいろな経験が活かされていますよね。

介護と子育てとの両立

宇田●この前，私はコラムで自分の父親の介護のことを初めて書きました。ほかの，介護と子育てを両立している人に書いてもらおうと思っていましたが，がなかなか見つからなかったのです。介護と子育てのどちらかと仕事を両立している人は多いのですが。

　私は子育て中に，介護というほどではないけれど，親の状況がピンチな時に看病したことがあります。それはすごく短期間でしたから，介護と子育てに悩んでいる人には当てはまらないかもしれません。

介護は，確かに大変でした。私が看病に行っている間，子どもは寂しいし，子どもを一時期見てくれていた主人も大変でした。私と主人の会話はほとんどなくなり，もう主人も精一杯でした。私が親を看ていると，親は私が仕事を休んでいることが分かるし，仕事の電話がかかってきて私が仕事の対応をしていると，職場の人にも迷惑をかけていることが分かります。すごくたくさんの人を巻き込んでしまって，本当にいろいろな人がすごくストレスを抱えながら過ごした時期でした。

その時期の介護に費やした時間とか，体力などはもちろんですが，いろいろな人に迷惑をかけていて申し訳ないという精神的負担が大きかったということ，あれが長期間になっていたらどうなっていただろうというようなことを振り返ってコラムに書きました。結局，さっきのタイムマネジメントの話のように，確かに費やす時間は大きいけれども，やはり一番は精神的な負担だと思いました。

河合●私の母も昨年末に急に肺炎で ICU に入って，それから 2 カ月くらい入院しました。初め HOT（在宅酸素療法）になると言われていたのですが，結局はならずに退院できました。

その時は私も本当に自宅と病院をもう行ったり来たりしました。

介護は女性が中心に動くことが多くなりますので，私の頭の中は混乱している状態でしたね（笑）。自分の家族の食事は後回しになって，「とりあえずなんか食べていて」と言っていたような気がします。

休んでいる人が戻ってきやすいようなフォロー

宇田●介護は長期的になる場合もありますが，一時期そうやって大変な状態で過ごして乗り越えるというのもあります。私の職場で事務員のご家族が入院され，看病と両立できないから事務員を辞めると言い出したことがありました。その時は，みんなも事務員さんの仕事を代わりにしないといけなくなって大変だから困ったなという感じだったのですが，その病気は治らない病気ではなく，少し時間はかかるけれども治ったらまた戻ってこられるということでした。

そこで，みんなに，「この期間大変だから，すっぱり辞めてもらったほうがいいのか，待ったほうがいいのか」と聞いた時に，みんなは「この人にこれからも働いてほしいから待ちます」という選択をしたので，「じゃあ，その間は頑張ろう」と言って，後にご家族も元気になってその人は戻って来られたんです。

だから，その一時期を周囲はどうサポートするかですね。サポートしてもらえる人であるかどうかというのが前提にありますが。その期間はスタッフたちがとても大変でしたが，自分が反対の立場だった時に何も考えずに休めるかといったらやはり気になるし，申し訳ないなと思いながら休むわけですよね。

そういう状況で休んでいた人が戻って来られたから，休むのもやはりすごく大変だったよねとねぎらい，休んでいる人がいる大変な時期を頑張れた自分たちもすごく偉いと思う気持ちもありました。みんなが大変だったけれど，みんなが協力できたねと話しました。

河合●そうですね。いろいろな配分で，多様な形で働き続ける選択肢があり，もっと柔軟になるといいなと思いますね。

宇田●困っている人を休ませてあげることができないのでは，ちょっと悲しいですね。私は父親を看取る時も，叔母を看取る時も休んだのですが，その時，休ませてくれた人たちってすごいと思いました。

両方ともターミナルということで休ませてもらいました。父親の時は週末だけ帰って平日は働いていたので，私は平日働いているから職場には迷惑をかけていないと思っていました。でも考えてみたら，私も事務員さんを休ませた時に，「どんな声かけをしたらいいのだろう，この人平気そうにしているけれど，本当は平気じゃないんじゃないかな」と，すごく気を遣いました。

　私は普通に働いていたけれど，その時のスタッフたちはどうだったんだろうと，つい最近聞いてみたところ，「どう接していいか分からなかったですよ。普通そうにしているけど，普通じゃないし」と言われました。だから，あの時には私は迷惑をかけていないと思っていましたが，ずっとやはりみんなにそうやって気遣ってもらっていたのだなと思いました。

河合●状況が分かっているだけにね。

宇田●休ませてくれる人ってすごいと思う。その時に感じたことなどを年に1回くらいは，やはり口に出して話すことが大切だと思います。

河合●うんうん。介護の話ではないのですが，以前，私の息子が髄膜炎になったことがありました。完全看護なので，親が付き添わなくてはいけないからというので，「休ませてください」と上司にお願いしたら，「人が足りないので，それは難しい」と言われました。それで，私は午前中だけ働いて，旦那は午後働くというワークシェアでと交渉し，上司から承諾をもらいました。担当患者数も半分にしてもらい，午後は子どものところに行ってという生活を2週間くらいしました。

　その時は休みを訴えているのに休ませないなんてひどい職場だと思ったんです（笑）。しかしあとから考えると，それだけ必要としてくれていたというのはありがたいことだったかなとも思います。主人にも休むという選択肢が与えられて，結局はお互いフェアな状態で休みを取ることになりましたので，私たち夫婦にとってはいい機会だったなとも思いました。

　ある意味，中途半端なのかもしれませんが，そういう働き方もあったんだなと。だから，職場のそのような柔軟な対応というのはとてもありがたかったです。

宇田●子どもが病気で休むというのは，本当に一時的なことなのですが，すごく精神的負担がかかるんですよね。

河合●確かに，治ったからといっても，完全な状態ではないからですね。

宇田●その時の精神的な負担が，ちょっとした声かけ，ちょっとした配慮で救われることもあります。私の友達が，子どもが入院し，長期で休むという時に，すごくストレスだったと聞きました。私は何気なくお見舞いに行ってあげて，「仕事のことはなんとかなっているから，気にしなくていいよ」と普通に話したのですが，「その一言ですごく救われた」と言われました。

　私がそう言ったところで彼女が仕事に出てこられるわけでもないし，こっちの仕事量が減るわけでもありません。しかし，その一言ですごく救われたということは，やはり本当に罪悪感をもちながら休んでいたということですね。それほど周りは思っていなくても，当事者はすごくそう気にしてしまうということですね。反対に，自分がそうなった時も，声かけをしてくれたらきっと嬉しいでしょうし。

河合●私たちは人対人の仕事をしているだけに，今まで築いてきた人との信頼関係をそのまま代わりのスタッフに引き継げるのかどうかとかいうことも考えます。仕事の特性というものがあって，同じ仕事を休む時にも考えるところが違うのかなと感じますね。ただ分担して「よろしくね」とい

うのは，できないと思います。
宇田●私たちが対象としているのは物ではなくて，人だから，やはりそこでの関係を大切にしないとだめですね。以前スタッフが短期間，休んだ時に担当が一時期変わったことがありました。その時，ベテランの人が担当になって，「もう担当を戻さないでください」と，患者さんに言われたのです。決して休んでいる前の担当者は能力が低い人ではないのですが，患者さんから言われてしまいました。

そういう時は，事前に代わりのスタッフに「一時期担当を変わってもらうけれど，休んでいる前の担当者が戻ってきた時に，また担当しやすいような関係で患者さんと接してくださいね」というようなことを言っておくといいですね。休んでいる人が戻ってきやすいように，残された人たちがフォローすることも必要です。

河合●そうですよね。たとえば妊娠中も，自分がトランスファーができなくなった時に，「トランスファーができないPTってどうなの」と自分を責めてしまいます。そこで自信をなくして，患者さんからこの人は頼りないと思われて，信頼関係を失うのではないかと思うようです。部分的なことで，一見たいしたことではないのですが，セラピストとして半人前になったような気がするのです。今まで築いてきたものが，崩れてしまうのじゃないかという不安はありますよね。

宇田●訪問リハでも妊婦さんがいたら，「もう階段の練習はしなくていいですよ」と，反対に利用者さんから言われたりします。

河合●そういう何気ない配慮が嬉しいですね。

ヒューマンサービス系の人たちの働き方改革を考える

宇田●女性の心構えとか，女性の職場づくりのために必要な考え方次第で働きやすさが変わりますね。

河合●育児と仕事の両立は大変だと，ほかの業界でも言われています。でも，私たちセラピストはだいたい男女が半々ずついて，育児と仕事がしやすい環境というのをつくり出していける可能性があると思うのです。こういうふうにすればできるということを示して，育児をしやすい業界のモデルになりたいなと密かに思っています（笑）。

宇田●「作業療法士という人たちは，働きやすい職場づくりが上手みたいだ」とか，「どういうふうにやっているの？」と聞かれたりするようになったらいいですね。

河合●男女が約同率の職場ですので，うまく協力し合っているからこそできるというようになればいいですね。現在は高齢者が増えてきて，要介護の人などを減らそうという介護予防の活動が数多く行われていますが，御輿を担ぐ人を増やすことにも力を注ぐ必要があると感じます。そうしないと，少子高齢化問題は改善しないと思います。そういう意味では，まずはこの業界から御輿の担ぎ役が増えて，なおかつ御輿を担がれる人を減らすこともできるような，子育てのしやすいリハ業界になっていくといいですね。

宇田●リハ業界だけではなく，同じヒューマンサービス系の保育士さんたちも待機児童について今盛んに言われているし，介護職の人たちも大変です。これから働く女性・働く高齢者が増えていきます。その人たちを支える人たちの働き方はとても大事ですよね。私たちが働けなくなったら高齢者も子どももみんなサポートできないのですから。

河合●ええ，大事なことです。たとえば，保育士さんは，自分の子どもを預けて人の子どもの面倒をみるということに相当な葛藤が生まれるようです。ヒューマンサービス系の職業として自分との

生活の中で，決められた時間に，どこと向き合うのか葛藤しているのではないかと感じます。

宇田●あるおばさんの家へは訪問リハで週に2回看に行くけれど，自分の母親のところには半年に1回しか行けないという人がいましたよ。

河合●そうですよね，そういう葛藤がヒューマンサービス業界の人たちにはありますね。

宇田●これまでお話を伺っていて，セラピストにとって子育て期間というのは違った意味での研修期間のようなものだと思いました。それで，研修に出て，具体的に学ぶことが多く，人によっては精神的に一回り大きくなって，また職場に戻っていくと。肝が据わり，視野が広がって職場に戻って来ます。

　もうひとつは，「共感」というキーワードがありました。旦那さんの理解ということも，つまり旦那さんが奥さんに共感していて，子どもさんも親に対して共感しているところがありますね。共感する力って，今の世の中で弱くなってきている力ですよね。

　共感する力と，さっきお話しした常日頃からコミュニケーションをとるということ，これも力のうちのひとつだろうと思います。両方とも目に見えない力です。

河合●どんなにネット社会になっても，さらにリアルなコミュニケーションや共感というものが求められていくのではないかと思います。

宇田●そうですね。そのためにも，女性に限らず働く者同士でみんなが活き活きと働き続けられる職場づくりを意識して，表現しつづけることが大切ですね。これからも，お互い，そのような職場づくりや働き方を発信しつづけていきましょう。

育児と仕事の両立（1）

私の悩み　「育児と仕事の両立が難しいと感じています」
Tさん　OT 8年目　1児のママ

　子が7カ月の時に職場復帰をしました．それから5カ月が経ちますが，未だに時間の有効利用ができないことが悩みです．保育園から帰宅後，家事に育児に追われているうちに，時間がまたたく間に過ぎて行きます．その間，まだ自分の気持ちを言葉で表せない息子は，泣いたり，足元にまとわりついたりします．一生懸命何かを訴えていますが，申し訳ないとは思いつつ，待たせてしまうこともしばしば．

　保育園では待たせられることが多いので，せめて家では甘えさせてやりたいと思うのですが，うまく時間が取れません．また，集団保育の宿命ですが，とにかくいろんな病気にかかります．休みの連絡を職場へ入れる心苦しさもさることながら，熱でグッタリしている息子の姿を見るたびに，「この子に，こんな思いをさせてまで働く意義があるんだろうか」とやり切れない気持ちになります．息子にさみしい思いや我慢を強いずに仕事と子育てを両立することは，本当に難しいと感じています．

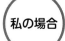

私の場合　「子どもに楽しく働くママの姿を見せています！」
Hさん　OT 19年目　2児のママ

　家事の中で一番時間がかかり，また子どもがグズル時間帯で大変なのは，夕食の準備の時だと思います．帰宅後は，まず何よりも早くキッチンに立つこと．食事内容は手間のかかるおかずは作らず，作り置きしていたものや，1歳くらいだと納豆などすぐに食べられるものを与えていました．

　時短料理は，昼休みの職場での話題でした．そして，次第に早朝行動が癖になり，子どもと自分のお弁当，朝食準備，夕食の7割を作っています．後片づけは食器洗浄機で，ずいぶん時短可能．洗濯は，途中から主人に頼んでいます．

　子どものかかりつけ医の先生からは，時間ぎりぎりの受診が続くためか，ある時「仕事は面白いですか？」と聞かれました．それから，仕事のことで会話もはずみ，少し理解を得られたような気がしてほっとしました．子どもも先生が大好きです．やはり，母親が周囲とコミュニケーションをとり，いきいきと明るく楽しく働くことが，子どもにとっては良いことだと思います．お互いがんばりたいですね．

「家事は手抜き，仕事は手抜きしない笑顔のママです」
Oさん　OT 9年目　4児のママ

　私もいつも同じように感じています。朝一番に保育所から連絡を受け，仕事をしたい自分に罪悪感を抱き，泣いたことを思い出しました。

　うちは夫が協力的ですが，子どもたちには思い通りにならないので，私はいらいらしてしまいます。子どもたちはママの表情に敏感なので，家事も育児も仕事も，ママが笑顔でいるのが，一番ではないかと思います。子どもたちはママの笑顔が大好きだから。病児保育も「ごめんね」ではなく，「楽しかった？」と笑顔で迎えに行くと，子どもたちも不安が少ないようです。

　笑顔が一番とするため，あらゆる手抜き家事もよしとしています。職場にも心苦しいことは多いですが，大好きな仕事は手抜きをせず，でも辛いことは他のママスタッフと笑い話にしています。ママになり，優先順位や緩急つけることはうまくなったように思います。

　私たちが今，奮闘する姿を後輩に見せることも，大事だと思います。山あり谷あり，お互い頑張りましょう！

「育児のほかで手抜きをしましょう」
Nさん　OT 18年目　1児のママ

　あなたが仕事や家事，育児にと繰り返される役割に忙殺され，考えている余裕もない様は想像できます。どこかで時間をとって，自分の身の回りを整理したい気分になりますよね。"時間の有効利用って何でしょう？"あなたは時間に追われながらも，精一杯やっていると思います。今はまだ手がかかるだろうけど，1歳から3歳にかけての成長は親にとって，世話から見守る役割へと変わる，とても楽しみな時期でもあります。子どもに向き合うあなたの時間も必然的に変化していきますし，ずっとこの状態ではないですよ。

　作業療法士の仕事を大切にしたい気持ちもわかります。今までの生活や仕事を継続しながら育児もと，パーフェクトを目指さなくていいと思います。今は息子さんを第一に考えたいのであれば，育児以外でどこか手抜きも考えてみませんか？　もう少し先を見据えて，子育てを通して切り替え上手になりましょう。息子さんとは二人三脚，

職場の同僚には「負担をかけます」と，感謝の気持を言葉でなくても日々の姿勢で伝えることができ，周囲との摩擦も極力回避でき，自分の失敗も笑えるようになりますよ。

同士のサークルの中で

　今回は第一子出産後，誰もが悩む「仕事と子育ての両立」に関する悩みです。家族が1人増えたのですから，今までよりも自分の時間（プライベートも仕事も）は確実に減ります。先輩方のアドバイスを拝見すると，「何を我慢するか，犠牲にするか」ではなく，「何を優先するか，いかに集中するか」と考えるようにされていたように思います。そして，自分のペースをつかめた時，子どものことで時間がとられても，「自分のすべきことに集中してできている」という確信があるので，自分自身の気持ちは安定していくのではないでしょうか。

　ただ，悲しいことですが，周囲の理解が得られない現状もまだまだ存在していると聞きます。「（職場などで）身近にいる人と，その人の家族（子どもや介護を要する親など）のことを大切に考えられること」は，私たち作業療法士においては，「対象者とその家族のことを大切に考える」ことと同じです。「誰もが働きやすい職場」について，みなさんも職場で考えてみられてはいかがでしょうか。

宇田　薫

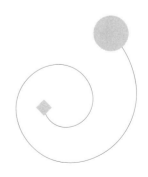

仕事復帰直後の育児との両立

私の悩み 「職場復帰直後の両立が難しいと感じています」
Yさん　OT 18年目　1児（2歳6カ月）のママ

　子どもが11カ月の時に，職場復帰をしました。私の職場は寿退職や出産前退職が多く，私が職場で初めての育児ママです。卒乳できずに復帰したため，昼休みに授乳を行っていました。週1回，昼休みにカンファレンスがあって，授乳で食事ができない時もあり，そこに夜泣きも加わって，母子ともに疲労困ぱい状態でした。

　子どもの体調が一定せず，風邪から喘息発作を起こすこともあったため，月に10回以上も小児科に通わなければならない時もありました。部分休業を1時間取得しましたが，状況は変わりませんでした。また，夫や義父母の協力はあるものの，晩婚で高齢出産のため，体力的に厳しいものがありました。

　このままでは後輩や患者さんに迷惑をかけると思い，復帰4カ月で退職を申し出ました。その後，職場の勧めもあり，再度育休を2歳前まで取得し，現在は部署を異動して子どもの調子をみながら，2時間の部分休業を取得しています。

　今後，2人目も考えていますが，みなさんは何か復帰しやすい準備や工夫をされているのでしょうか？

私の場合 「休む可能性も事前に伝えましょう」
Hさん　OT 19年目　2児のママ

　　　初めてのママOTとして，職場では先駆的な働き方ということですね。今後2人目の予定があれば，再度，上司・同僚・後輩に出産前後の制度的な面（3歳までの短時間勤務・1歳までの授乳時間）の利用に関する理解や，子どもの病気で休む可能性を事前に伝えておくことが大切だと思います。これからの後輩OTのためにも職場は，「助け合い，思いやり，自分もその立場に」の雰囲気にしたいですね。できることとして，子どもの体調が悪い時は，早めに連絡を入れておき，業務調整をしてもらうことで，「急な休み」を回避できると思います。

　　　また，病児保育ができる所との契約は，どうしても仕事が休めない時に利用できる安心感があります。私の場合ですが，1歳までの授乳時間は，2人の子ども共にいただいていました。

　　　ある日，2歳の子どもの夜泣きを小児科の先生に相談したところ，副作用で眠くな

るアレルギーの薬があるそうで,飲み続けても大丈夫なその薬を処方してもらいました。それを今でも毎晩,眠前に服用しています。よく寝てくれるので,日中のつらさがなくなりました。先生にご相談を！

「迷惑をかけ合い,補い合える職場がいいですね」
O さん　OT 9 年目　4 児のママ

　経験年数などから,出産前から責任ある立場だったのではと推測しました。ハード面,ソフト面とも未整備のままの環境で,さぞ大変な思いをされたのではないかと思います。

　私の職場では,複数の育児休業者,働くママがいます。以前,部署のリーダーを決める時,若いスタッフたちから,時短就業の 3 人の子持ちママを推す声が出ました。私たち,働くママとしては,早退や急な欠勤で迷惑をかけているように思うけれど,周囲は,私たちを総合的に評価してくれているのだとありがたく思いました。経験や家庭の事情などで,個々に迷惑をかけ合うけれど,それを補い合い,楽しく良い仕事をしよう！　とみんなが思っていることに胸が熱くなりました。

　「復帰しやすい環境はこれ」と一言ではいえないのですが,チームの誰もが悩みを話すことができ,その都度,対策を考えられる人間関係は,助けになるのではないかと思います。すぐに答えは出ないかもしれないけれど,後輩のためにも少しずつ耕していきましょう。

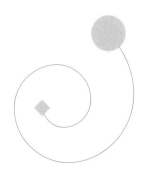

話し合える環境の中で

　子育てをしながら働いてるママOTや，妊娠中のマタニティOTの皆さんの話を聞かせていただく時，いつも「いくら国が"女性が働きやすいように"と，制度を整えても，その人が働いている職場の理解がなければ何もならない」，反対に「制度が整わなくても，職場の理解・協力があれば働きやすい」と感じます。また，その理解・協力は，子どものことに対してではなく，親や配偶者など"同僚の大切な人"に対して共通ということが求められます。

　しかし，職場で初めてのママOTやマタニティOTである時，「甘えすぎていないか？」「無理しすぎていないか？」と本人も周囲も戸惑うことは確かです。普段から，同僚がプライベートで困っている時に話し合える環境づくりが必要なのかもしれません。一時期のピンチをしのげば，職場が必要としているその同僚は，また戻ってくることができますし，理解・協力側であった自分自身が"戻れる"側になることもあるはずです。

　　　　　　　　　　　　　　宇田　薫

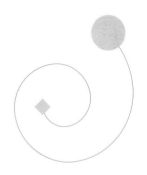

慣れない部署での職場復帰

私の悩み 「職場でも家庭でも不安な私です…」
Nさん　OT 10年目　2児（5歳と1歳7カ月）のママ

　2人目を出産した後，育児休暇を1歳の誕生日までいただきました。いよいよ職場復帰が近づいて事前に職場を訪ねると，「部署が変わるよ」と突然，施設長より告げられました。正直，慣れない部署での仕事に不安がありましたが，断ることもできませんでした。仕事初日，ご利用者やスタッフの名前だけでなく，1日の流れを含めて分からないことがたくさんあり，まるで新しい職場に来たくらいの緊張感でした。新しく配属された部署には，今までOTはおらず，自身の役割も決まっていませんでした。まずはパートで6時間という中，「リハビリは1日，何人可能か」や「リハビリ以外で何をしなければいけないか」を上司の相談員と考えることからのスタートでした。

　家庭では，私が働き出したことで環境が変わり，朝の準備に子どもたちもせかされることが多くなりました。家事と育児と仕事に慣れるまでは本当に大変でした。復帰して半年が経ち，徐々に仕事にも慣れ，落ち着いてきたところです。主人や両親の支えがあり，なんとか乗り越えられています。仕事をしながらの育児のため，子ども2人にしっかりと接することができているのか，時に不安になりながら日々励んでいます。

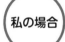

私の場合 「新たな職場でも，考えようによっては良い面があります」
Hさん　OT 19年目　2児のママ

　思いがけない新たな職場・異動は，OTとして通常の立場でも不安感や緊張感はあると思います。さらに出産後の復帰となると，病気で休むことや子どもの迎えの時間などが頭をよぎり，心の余裕がもてない状況になると思います。やはり，同じ職場へ復帰して慣れた環境で仕事ができるのがベストでしょう。

　しかし，同じ職場に復帰したとしても，産休・育児休暇中のブランクはあります。たとえば，制度面の変化，業務内容の見直し，組織体制まで変わることもあるかもしれません。その変化についていくまでの時間と心の戸惑いもあると思います。そして，「今までだったらここまでできたのに，今はできてない」と，これまでの仕事と比較してしまうことはないでしょうか？

　こんな風に思い悩むことは，新たな職場ではかえって少ないかもしれません。そう

なると，新たな職場も考えようによっては，心が楽にならないでしょうか？ 子育てにも仕事にも，少しの心の余裕はほししいものですね。

「自分自身に作業療法しています」
Oさん OT9年目 4児のママ

　育児休暇後の思いがけない部署転換は，不安だったろうと思います。ブランクがあって勤まるだろうか，子どもは急に病気にならないだろうか等々，ただでさえ心配なのに。部署くらい復帰前と同じなら良いのに，と思いますよね。私も同じ部署，職場に復帰したことはなく，毎回不安でした。しかし，今考えると，タイミングは悪くても，部署転換してなんとかやってきたことは良い経験になったし，何より，笑いのネタ満載です。

　私も，仕事をしながらの育児で，子どもにしっかり接することができてないように思うこともあります。しかし，専業主婦だったら，理想通りできるのだろうか。そして，こどもに自分の理想の接し方をすることだけが，私のしたいことなのだろうか，と考えると，そうではないと思うのです。漠然とした不安にさいなまれるより，今の自分を評価し，ベストを尽くし，結果を検証し，時には環境を変えたりと，自分自身に作業療法しています。

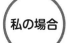

「作業療法士として飛躍できるチャンス！乗り切れますよ！」
Nさん OT18年目 1児のママ

　朝も大変ですよね！ 復帰して半年で新しい部署にも慣れたようで，経験でしょうか，それとも自身の適応能力が高いのでしょうか。あなた以外のOTがいない中で，相談員と一緒に考えながらスタートを切れたことはよかったですね。私もひとり職場に転職した時は，同僚の相談員をパートナーとして，OTの業務や役割を考えました。他職種と理解を深めながら身近で仕事をしたことは，今ではとても貴重な経験だったと考えています。まだまだOT人生は長いですし，このことは今後，大いに役に立つと思いますよ。

さて、不安は2人の子どもさんたちと接する時間が少ないことでしょうか？ ご両親やご主人の協力があるということは母親以外の家族との関わりは多いということですよね。このことは子どもの社会性の成長に影響が大きく、思いやりなどが育まれていることでしょう。時に休日には家族で、森林公園のようなところに出かけて子どもたちと遊ぶのはいかがですか？ 遊園地もいいかもしれませんが、芝生でかけっこをしたり、ボール遊びなど、自然の中であなた自身もリフレッシュできますよ。このようなふれあいのほうが、記憶に残っていたりするものだと思います。

育児中と育児後

　育児休暇など、なんらかの理由で長期に休暇をとったあとに、希望していない異動を命じられるということは、良い気がしないかもしれません。経験が十分でない若い頃は不安なので、そういう経験を前向きに受け止めることが難しいことも多いです。でも、先輩の多くはみなさん同じように、「無駄な経験なんかないよ」とおっしゃいます。私もまだ大先輩ではなりませんが、少しずつその意味が分かるようになってきました。今回のアドバイザーの方たちも、いろんな状況の職場において、前向きに実務に当たられたことが分かりますが、いろんな経験はいずれ合わさったり、リンクしたりするタイミングがやってくると思います。これから自分が経験する未来のための準備と捉えると、少し前向きになれるかもしれません。

　これから育児が始まるという時にほとんどの方が「不安」を、育児中のほとんどの方が「大変」と、また育児を終えたほとんどの方が「あっと言う間」とおっしゃいます。不安を抱いたり、悩むこともありますが、みなさんなんとかなっておられるという現実から、少でも勇気をいただいてください。

宇田　薫

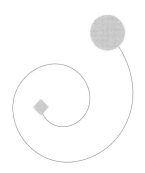

育児と仕事の両立（2）

アドバイスをいただいて

「育児と仕事の両立が難しいと感じています」
Tさん　OT 8年目　1児（1歳）のママ（p.32 参照）

> 　身近にママOTがいないこともあり，仕事と子育ての両立のコツを聞いたり，大変さを共有することもできず，本当に行き詰まりを感じていました。「ご飯は手作りしなければ」「今まで通りの仕事量をこなさなければ」などと，思い込みや意地で自分を追い込みがちになります。そして，できないことに勝手に落ち込んでいた私にとって，「完璧なんか無理。何を優先するか，どこで手抜きをするか」といった先生方のアドバイスは，靄が晴れるような感覚でした。今は，「自分の優先すべきもの」を常に考えるようになりました。
> 　また，抵抗のあった病児保育も手厚いサポートが受けられることが分かりました。そして，どうしても休まなければならない時は，同じOTの主人が交代で休みを取るようになりました。最初，職場は難色を示されたようですが，今や「パパOT」として職場の理解を得るべく奮闘しているようです。私の環境因子も少しずつ変わってきています。
> 　相談させていただいた時はつかまり立ちだった息子も，今では自由に動き回り，簡単なやり取りもできるようになりました。目は離せませんが，お世話から見守りへと関わりも変化しています。子どもの成長するエネルギーをもらいながら，母も成長したいと思います。

「職場復帰直後の両立が難しいと感じています」
Yさん　OT 18年目　1児（2歳6カ月）のママ（p.35 参照）

> 　まずはじめに，アドバイスありがとうございました。話し合える環境をつくる！大切なことだと思います。仕事を辞めると決めた時に，半分くらいは思っていたこと

を伝えられました．なかなか会話の中でかみ合わないところもありましたが，声をあげることをあきらめてしまったら，今後，続くであろう後輩も仕事を継続することが，私と同じように難しくなると感じました．

　現在は，訪問リハビリテーション事業所に異動になったため，他職種の育児ママに相談しながら仕事を続けられています．少しずつですが，子どもも喘息を起こすこともなく，生活ができています．ただ，小児科の先生に「この子は，ありとあらゆる病気にかかるな」と言われていますので，気を抜かないように親子ともども体調管理をしなければならないと思いました．地域的に病児保育ができる場所がないのですが，地域のママ友とも協力しながら声をあげていきたいです．

　今回，私が先輩ママOTからいただいたアドバイスで，新たな視点や，頑張ろうという気持ちを得ることができました．私も今後の後輩ママOTの悩みを聞き，解決には至らなくても，共感，理解できるような先輩になろうと思います．まずは，環境づくりを意識して頑張ります．

「職場でも家庭でも不安な私です…」
Nさん　OT10年目　2児（5歳と1歳7カ月）のママ　（p.38参照）

　子育て中の同じ立場にあるママOTからのメッセージありがとうございました．

　私の場合，復帰直後に職場の部署が変わることによる不安がありましたが，部署が変わることを少し違った視点（ポジティブな視点）でみると，OTとして成長するチャンスでもあることが分かりました．変化に対して不安になるだけはなく，前向きにとらえることも大事なことですね．

　確かに，復帰直後は慣れないことも多く大変でした…．今，私は大変ながらも職場のスタッフと一緒に工夫をしながらリハビリを取り組むことや，スタッフとの連携を楽しみながら仕事をすることができていると思います．他職種の中でOTとして何をしていくべきかを考えて行動することにもチャレンジしていきたいです．

　そして，母としての子育ても同じで，子どもはこれから保育園から小学校，中学，高校と成長していくことになります．日々の成長と向き合うことを楽しみ，親としても頑張っていきたいと思いました．最近では，頑張って働くことで子どもにも伝わる部分があることも実感してきており，母の姿勢を仕事でも育児でも示すことができるよう頑張っていきます．

悩みを打ちあけよう

「女性OT ひとりで悩まないで」の最初のテーマとして,「初めての子育てと仕事の両立に悩む新米ママOT」に悩みを打ち明けてもらいました。紙面で,かつ面識のない先輩ママOTからのアドバイスであっても,それぞれ新しい視点や考え方の変換をされて,新たなステージに立たれた様子です。

3人に共通しているのは,このような悩みを今まで周囲に十分に打ち明けていなため,周囲のママからも十分なアドバイスをいただけていなかった様子がうかがえます。それは,このような悩みを声を大きくして打ち明けることが,まだまだタブー視されていると感じているからではないでしょうか？

近くに,先輩ママOTがいる環境であれば,ぜひみなさんも相談してみてください。人それぞれ家庭や仕事の環境は異なるため,自分と100％同じ経験をした先輩はいませんが,「両立の大変さ」はみなさん経験されています。そして,先輩たちも悩み,時には涙しながらも,両立されたから,今,あなたの悩みを真摯に受け止めてくださるのです。打ち明けることで,「辛い自分」が「頑張ろうとする自分」にきっと変化するはずです。まずは,自分から打ち明けてみて下さい。女性OT,ひとりで悩まないで！

宇田　薫

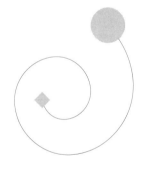

介護と仕事との両立

　子育ての次は親の介護で，いつまでも仕事に専念できない私
悩める女性OT　OT 27年目

「キャリアウーマン」という響きに憧れ，残業や研修に勤しんでいた若かりし頃。気づけば三十路に突入していて，例に漏れず，晩婚，高齢出産。子育ての援助を求めた時には，母は認知症の祖母の介護に手をやいていたし，夫は単身赴任。友人や保育園の力を借りて，仕事もパートに切り替えて，子育て期間を乗りきりました。

そして今，子どもから手がはなれ，研修会への参加や常勤復活などを思った矢先，難病を患い要介護5の認定を受けた母と同居することになりました。夜間の体位交換や頻回なトイレの訴えのため，寝不足が続く介護生活を送っています。

子育てや介護のいろいろな場面で作業療法が活かされ，また，いろいろな場面で学んだことが作業療法の臨床で活かされることに，本当に「人生には無駄がない」（本田宗一郎）と実感します。しかし，どこかで自分ばかりが損をしているような気持ちもぬぐえません。時間に追われる日々であることは避けられない事実です。みなさんは，どのように時短の工夫をされているのでしょうか？　アドバイスいただけると幸いです。

私たちの経験から

　社会資源の利用と，周囲の協力で自分の時間を確保
Mさん　OT 30年目　遠方の親の介護との両立

> ようこそお便りくださいました。お子さんも成長され，これから自分の作業療法に磨きをかけたい時期に親御さんの介護，本当によくやっておられますね。職場の状況にもよりますが，同居されているのなら介護休暇を時間単位で申請することは可能です。認知症の両親と同居している友人は，通所介護に両親を送り出した後に出勤しています。帰りはヘルパーさん，または大学生の娘さんがお迎えする形で，社会資源を利用し，無理のない範囲で家族に協力してもらっています。私の場合は両親と別居していますが，週末は帰郷して生活介護です。兄夫婦もいますが，こちらも遠方で別居。金銭面やお墓の管理などで関わってもらっています。

「時間は自分でつくるもの」といわれます。社会資源を利用され，周囲の協力（直接介護でなくても，掃除やゴミ捨て，短時間の見守りなど）をうまく取り込み，工夫（協力者を褒める・謝意を示すなど）しながら，ご自分の時間を少しずつ獲得されますように！

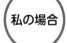

やるべきことを整理して，無理はしないように
Yさん　OT 10年目　子育てと，別居の親の介護との両立

　ご家族の介護に子育て，仕事と忙しい中，前向きに頑張っておられる様子が目に浮かびました。私も就学前の子ども2人の子育てをしながら，一時期は，体調を崩した親の様子をみるために車で片道1時間程度，実家まで往復していました。その時に工夫したことをお伝えしたいと思います。

　「時短」については勤務の時短，家事の時短などさまざまな捉え方があると思いますが，「整理・整頓」が，シンプルなことのようですが最も時短につながると感じます。日々の業務・家事などを自分がやるべきこと，同僚に任せられること，家族にお願いできることなど仕分けすることも，整理のひとつと考えます。1人ですべてを抱え込まず，みんなで共有し，すきま時間に自分が好きなことをやる時間をつくるのも大事だと考えます。

　私は，手一杯になった時に「"best"ではなく"better"なことを」という言葉を思い出すようにしています。自分にとってbetterな状態を維持できることで疲弊せず，良いコンディションを保つことができると感じます。

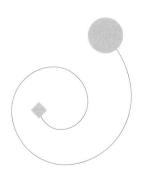

生活のヒント
自分に合った時短の工夫と体力づくり

　よく「子育ては期間限定だし成長がみえるけど，介護は期間も変化も予測がつかないので精神的に大変」と耳にします。どちらも，それぞれ大変ではあります。その中で共通していえるのが，やはり「時間のやりくり」でしょうか？　そして，介護をする時期は，自身の体力も落ちてきたり，精神的に落ち込みやすい年齢なので，アドバイザーの助言のように，時短の工夫と合わせて他者へ協力をお願いする勇気も必要かもしれません。

　時間が足りないストレスは，原因も有効な工夫も個々によって違います。「自分の寝る時間が減る→職場で10分昼寝」「料理に時間がかけられない→1品は出来合いのもの」「掃除ができない→朝にリビングだけ掃除機かけ」「映画を見に行けない→DVDが出るまで待つ」「ゆっくり化粧もできない→化粧水入りのファンデーションを使う」など。ほかの人と同じことをするのではなく，自分に合った工夫を取り入れてみるのがよいと思います。

　私も50歳目前です。周囲に仕事をお願いできる人がいる年齢ですし，体力づくりは歯磨きをしながらスクワット，なるべく階段を使うなど，ちょっとしたことなら継続可能です。子育て，介護，仕事。どれもがうまく継続できるのが，自分に合った工夫なのだと思います。

　　　　　　　　　　　　　　　宇田　薫

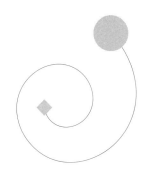

「子どもとの時間」と「スタッフとの時間」のバランス

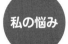 **ママ OT として後輩たちと関わる時間の制限に悩む日々**
Tさん　OT 15年目　2児のママ

　OT として新卒より現在の法人で働き始め，現在2度の産休・育休を経て15年目になります。
　療法室では一番古株で，現在20歳代から40歳代前半くらいまで，総勢60数名のリハスタッフが在籍している中，臨床の傍ら管理業務も任されています。患者様のリハのこと，病棟スタッフとの情報共有のこと，学習のこと…さまざまな相談を後輩たちから受けますが，十分な時間がとれず，ゆっくりじっくりと話ができていないことに悩んでいます。主人の母に，家事と子どもの世話でだいぶ助けてもらっており，帰宅は19時〜20時くらい。子どもたちも，私が帰るとたくさん話したいことがあるようで，もっと早く帰ってあげられたらなあと思うことがよくあります。後輩の相談に答えてあげながら，「OT は，結婚・出産を経験するとさらに楽しくて仕事の幅も拡がる」ということをぜひ伝えていけたらと思いますが，時間に追われる毎日です。

私たちの経験から

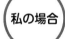 **ママ OT から，たくさんのヒントをもらっています！**
Yさん　OT 3年目　男性

　年上の対象者様の想いを理解したいとき，若手の私たちはどうしても想像の域を脱することができず，ママ OT からの，経験に基づいたアドバイスに気づかされることが多々あります。生活の再建を支援する OT にとって，いかに対象者様の想いに寄り添えるかが，今後の作業療法展開を左右するといっても過言ではないと思っています。
　日々奮闘されているママさんたちは本当にパワフルで，頑張っていることが伝わってきているからこそ，若手 OT も遠慮してしまうことはあるかと思います。時間をとったアドバイスでなくとも，休憩時間や日々の何気ない会話の中からでも気づかされることはたくさんあります。
　十人十色の対象者様に対しては，若手・ベテラン・パパ・ママ，そのほかどの視点も作業療法のヒントになりうると思います。非言語的コミュニケーションも評価できる OT だからこそ，若手に伝えられることもあるのではないでしょうか。

ママOTの存在が心強いのです！
Sさん　OT 11年目　女性

　私が働く訪問看護ステーションにも，仕事・家庭・育児…と奮闘しながらパワフルに働く女性OTがたくさんいます。私は，まだ未婚の立場ではありますが，仕事と家庭を両立させながら働く姿は，OTとして，女性として憧れ，尊敬できる存在です。
　「後輩と話す時間が十分とれない」とありましたが，あまり気負わず「ゆっくり聞いてあげられなくてごめんね」と素直にぶつけてみてはいかがでしょうか？　自分を気にかけ見守ってくれる先輩がいることは，とても心強いものです。立場や状況，考えの異なるさまざまなOTがいるからこそ視野も広がり，互いを理解し協力し合える仲間づくりや，働きやすい職場環境づくりにもつながるのではないでしょうか。先輩がいきいきと働く姿や，楽しそうに家族のこと・家庭のことを話す姿を見せることで，「こんなふうに仕事をしたい」と未来の自分を想像し，励まされる後輩OTがたくさんいると思います。

今度は私たちが，後輩ママに勇気を提供しましょう！
Sさん　OT 15年目　2児のママ

　私は，相談者の方と同じOT15年目で，2児の母をしながら訪問リハに従事しています。相談者の方と違い，私は主任としての管理業務をサポート的にしか行っておらず，OTとして母として全力投球で頑張っておられる相談者に感動しました。
　私は，業務では，後輩とペアで担当している患者様の情報交換時や，お昼休みに後輩とのコミュニケーションを図るようにし，家族の協力のもと，結婚・出産・育児をしていても独身時代と同じスタンスで，患者様と向き合うセラピストとしての姿勢は変えず自己研鑽するように努力しています。現実，保育園のお迎え時間などで急いで退社することも多いのですが，育児を理由に仕事の量や勉強会への参加を制限しないように心がけています。
　これらの心がけができるのは，先輩ママたちがセラピストとして患者様と真摯に向き合っている姿が輝いてみえることに，私が勇気づけられているからだと思います。今後は，後輩ママたちにその姿勢を見せていくことが私にできる役割であると感じています。

スタッフに頼り，子どもたちを巻き込む！
I さん　OT 23 年目　3 児のママ

　2 度の産休・育休を経て仕事復帰して，管理職に臨床，家事に育児と三面六臂の御活躍，お疲れ様です。働く母親の良き模範ですね。後輩たちから相談を受けるということは，信頼されている証左。また，お姑さんの御協力が得られるというのは，恵まれています。

　職場では，後輩たちに仕事を振り分けられないか検討してみてください。責任をもたせることが成長につながります。家庭では，子どもたちも巻き込んでしまう，というのが私のお勧めです。わが家の場合，洗濯物干し，皿洗い，風呂掃除などは子どもの担当です。自分のことは自分で，が方針で，アイロンかけも年長くらいから任せています。たとえ効率が悪くても，将来への投資です。子どもの自立も促されます。

　「OT は，結婚・出産を経験するとさらに楽しくて仕事の幅も拡がる」，おっしゃる通りです。幼児のおむつ外しだって，ADL 訓練に役立ちます。それに，料理の話題で主婦の患者さんと盛り上がれます。時間に追われているのは充実している証拠です。

生活のヒント
スタッフにも子どもたちにも，「時間の長さ」より「OT の姿」「ママの姿」を！

　助言者の皆さんのおっしゃる通りです。ママ OT がいる職場のスタッフの方は，ママ OT の助言から多くのヒントをもらい，仕事に対する姿勢から勇気をもらったり，励まされたりしています。きっと，子どもたちも同じだと思います。子どもに愛情をもって接し，「この仕事（OT）が好きなの！」という姿勢をみせていれば，きっと大丈夫ですよ。わが家の娘（21 歳）と息子（17 歳）の 2 人は，今になって断言します。「親が関わる時間の長さ」よりも，「子どもが『かまってもらっている』と感じる瞬間の存在」，そして「お母さんが仕事を楽しく頑張っている姿」が大切と。

宇田　薫

仕事と家庭の両立がむずかしい時

 職業人として？ 家庭人として？
悩める女性OT　OT 21年目

　現在，回復期病棟に勤めています。回復期病棟は，文字通り身体が回復する時期にリハを提供できる，OTとして働き甲斐のある職場です。また，私の職場は勤務時間内外の院内研修会や勉強会も多く，学びの環境として大変恵まれています。

　一方，時代の流れで勤務体制は大きく変化し，就職当初は休日は休みだったのが，現在は365日シフト制，土日・祝祭日の勤務ノルマが4～5日／月となっています。休日に私が出勤の日は，同じ職場でPTをしている夫と，姑がその負担を担っています。しかし最近，姑の体調不良がみられ，子どもを預かってもらうことが難しい状況になってきています。職業人としては最高の職場，でも家庭人としては，母親としてしっかり子どもに関わる時間がとれない，夫や姑も疲れてきている，そんな状況で，これから私はどういうスタイルで仕事をしてゆくのか？　今，人生の岐路に立たされているように感じます。どんな道の選択肢があるのか，アドバイス，どうぞよろしくお願いします。

私たちの経験から

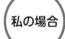 **夫婦間で意識の共有を！**
Kさん　OT 13年目（回復期11年，老健2年目）　2児のママ

　私は，保育園児の2人の子どもを育てながら，介護老人保健施設で働いている13年目のOTです。夫は急性期病棟勤務ですが，回復期病棟と同じ勤務形態で，土日・祝日も関係なくシフト制で働いています。

　土日・祝日の2人一緒の休みはほとんどなく，他の家族が休みの度に出かけているのをうらやましく思っています。相談者様のお気持ちは痛いほどよくわかります。ただ，ご夫婦間での意識の共有も必要ではと感じました。私たち夫婦は，「2人とも働いているのだから，家事も育児も，2人とも同じようにして当たり前」という意識を共有しています。普段は私が早く帰ることを心がけていますが，夫が休みの日は，家のことを気にせずに仕事をさせてもらっています。共有があるからこそ，仕事も家庭も大きな問題を抱えずにまわっているのだと思います。ご夫婦で今の気持ちを共有す

ることから始められてはいかがでしょうか。共有し，話し合うことで，現在家族が大切にするべきことがみえてくるかもしれません。

働くママの職場環境に対するパラダイムシフトが必要な時代です
Tさん　OT 21年目　回復期リハ管理職　2児のパパ

　勤務時間内外の研修会など，非常にうらやましいかぎりです。セラピストとして働く環境としては，良い印象です。しかし，働くママのための環境は整っていない印象をもちました。土日・祝祭日の勤務は，子どもが幼い世代のママには勤務困難となるのは当たり前です。祝祭日・日曜日に開園している保育園・学童保育の整備も整っていない現状でも，子どもの体調不良は待ったなしで突然発生します。そんな時，家族内の調整計画はすぐに破綻します。同じような悩みをもった職員は，必ず身近に存在しているはずです。職場仲間の誰にも迷惑を掛けたくない気持ちは誰もがもっています。

　まずは，管理者の方との相談をお勧めします。しかし，「休日」「有給休暇」，さらに「育児休業・育児休暇」「時短勤務」「看護休暇」に関する知識は最低限もってください。そのうえで休暇取得について相談することをお勧めします。管理者の方も，意外に労働基準法に関して知識がない方が多い印象があります。

　働くママが突然休める職場環境を，あなたがつくることを望みます。当たり前に休める環境をつくらなければ，同じ問題が繰り返されます。新たな事例をつくること，パラダイムシフトが必要な時代です。

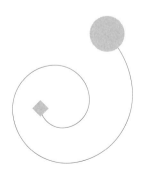

生活のヒント

「妥協」ではなく，次のステップへの準備期間

　30〜40歳代といえば，中堅〜ベテランと呼ばれるようになり，職場でも頼りにされたり，自分自身も作業療法の面白みが分かってくるころです。がむしゃらに頑張ってきた20歳代よりも，目的も明確になってきます。そういう時期に，子育て，介護のことで，仕事のペースやスタイルの変更を迫られた時，「取り残されていく自分」「子育て（介護）を理由に，仕事の手は抜きたくない。他のスタッフと同じように働く！」と自身の中での葛藤や焦りが出ることでしょう。アドバイザーKさんの頑張りからも，そう感じます。

　理想的には，アドバイザーTさんがおっしゃる通り，あなたがその環境を変える人になることも，同僚の今後のために必要かもしれません。しかし残念なことに，理解が得られない職場があるのは事実で，結果的に異動や退職を選択されることもあります。

　でも，これは決して「諦め」ではなく，今の「自分」「環境」「できること」「できないこと」を考慮した結果の最善の方法です。次の時期がおとずれるまでの準備期間と捉えて，日々，向き合う患者さん，子どもさんに，あなたが提供できる作業療法や愛情を提供できればよいのではないでしょうか。

　　　　　　　　　　　　　　　　宇田　薫

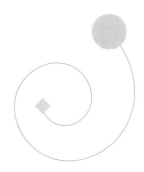

子どもの介護とブランクへの不安を抱えながら

 子育てとのバランスをとりながら，仕事の質を深めていきたい
Mさん　OTとして約10年ぶりの復職

　長男の出産を機に退職，最近約10年ぶりに復職しました．長男は，日常生活全般に介助を要し，医療的ケアと共に暮らしています．仕事は子どもが学校に行っている間，週2回です．

　復職にあたり，以前従事していた訪問リハを希望しました．職場の皆さんにご協力いただきながら仕事を続けることができ，とてもやりがいを感じています．

　しかし，ブランクの影響は想像以上で，この間に社会制度は変化しており，以前のような現場での勘のようなものも戻らない感覚があります．自分の知識，技術に自信がもてず，ご利用者，職場の役に立てているのか，自問自答の日々です．自宅での時間は怒濤のように過ぎ，自分で学習する時間の確保が問題です．自分が体調を崩しては家族に迷惑をかけます．自分の体力と相談しながら，少しずつ学習を継続できる方法を見つけたいです．

　今後は就労時間も増やしていきたいですが，やはり介護とのバランスが重要です．今は職場にいる時間も短く，同僚とのコミュニケーションや症例の検討が不十分です．SNS（social networking service）での情報交換などで助けていただいていますが，より質を深めていきたいです．この先も長くこの仕事に従事したいので，充実した仕事の方法を模索しています．

私たちの経験から

 目標を絞って，自身の「充実した仕事」を
Kさん　OT29年目　16歳のママ

　約10年ぶりの復職ということですが，ブランクを感じるのは当たり前だと思います．しかも，子どもさんが学校に行っている間に週2日の勤務ではなおさらでしょう．医療界では約10年も経てば，制度もとりまく環境もガラッと変わっていることも稀ではありません．幸い職場は協力的なようですので，ここは新人として勉強しなおすつもりで臨んではいかがでしょうか．ただ，基礎があるのですから，さまざまな刺激を吸収する能力は，新人さんよりも高いはずですよ．

　私も障害をもった娘をもちながら介護老人保健施設（以下，老健）でパートのOT

として働いています。介護が必要な子どもを育てながら仕事をするのは筆舌に尽くしがたい苦労があり，心身ともに限界を感じることもあります。だからこそ，すべてを得ることの難しさを理解し，目的をはっきりさせて割り切ることが要求されます。

　私の場合も，身の回りのことはすべて介助・援助が必要な重度の知的障害をもつ娘を育てながらOTとして働いていますが，娘がそうなった時から正職員をやめ，娘が学校へ行っている間，パートとして老健で働くようにしました。私自身ができないことは増えましたが，すべてができないわけではありません。たとえば，娘が起きている間は常に介護が必要なので，家事をしながらではほとんど勉強の時間はとれませんが，必要な研修会や勉強会の時には家族の協力を仰いだり，ショートステイなどをうまく利用する方法もあります。また，ガイドヘルパーさんに娘を遊びに連れて行ってもらっている間に自分のやりたいことをすることもできます。なかなかまとまった時間を確保するのは困難ですが，隙間時間をうまく使うよう工夫することも大切です。目標を絞れれば，少ない時間をうまく使う工夫もできると思いますよ。

　また，Mさんは「充実した仕事」とは何を求めていますか？　仕事に対する自分の充実感なのか，周りからの評価なのか，なんとかOTとして続けていくことなのか？　患者さんに真摯に向き合えば，あなたのしていることに周りの理解と評価がついてくるのではないかと思います。Mさんには理解のある職場という大きな支えがあるのですから，ご自身の「充実した仕事」に向かって頑張ってください。

生活のヒント
時間管理・協力依頼・目標設定は働き続けるための共通ポイントかもしれない

　今回，Mさんと同じように長期のブランクがあるアドバイザーを探すことができませんでした。常勤でなくとも，出産や病休後，数年で復帰されている方なら多くいらっしゃいました。しかしながら，アドバイザーのKさんがおっしゃるようにMさんに基礎があることは事実ですし，数年経験してのお休みなので，お休み前の経験はMさんの身についているはずです。私も数年ブ

ランクがある方と働いた際に感じたのは，過去の経験は身についているので，復帰することは再び経験の積み重ねが始まるということであり，変わった制度などは新たに習得し，仕事の組み立て方の段取りが鈍っているところは，意識することで速やかになっていくということです。

また，ケアが必要なお子さんの介護をしながら，仕事を充実させるという経験をされている方もKさん以外見つからない中，今回アドバイスいただいたKさんの経験からのメッセージは働く女性OTへ向けられているとも思えます。「隙間時間の使い方の工夫」「自分の時間をつくるために利用できるものをうまく利用する，協力を仰げる人の協力を得る」「目標を絞ること」「充実した仕事とは？」など，私自身に照らし合わせてみると，仕事に対する姿勢の甘さを実感します。このOTという仕事に真摯に携わり続けるなら，今回の内容は今一度，自分の仕事への取り組み方，向き合い方を振り返ることができる，貴重な相談とアドバイスと思います。みなさん，それぞれ悩んでいる内容，置かれている状況は異なりますが，1人ひとりがそれらを意識することで，踏み出せる一歩が見つかると思います。

宇田　薫

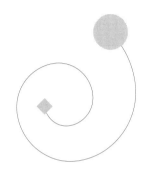

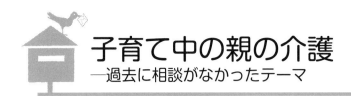

子育て中の親の介護
―過去に相談がなかったテーマ

「みんな『ひとり』ではなくなった」（p.128 参照）において，過去の雑誌連載で紹介した悩みを分類した際に，自分自身が女性 OT として働き続けてきた中で，悩んだ経験のある内容で取り上げていないものが，まだいくつか存在することに気づきました。自身の悩みは，それを乗り越え，時が経過すれば自身は大変な状況ではなくなりますが，同じ女性 OT の中に，少なからず今後，私と同じ経験をされる方が存在するはずです。今回は，そのような悩みの中から「子育て中の親の介護」について触れることで，今後，同じように悩む女性 OT が自身で発信したり，共感できるきっかけになれば幸いと考えます。

自身の経験から

一時期でも大変なのに，長期間となると…

相談者は，自薦・他薦であったり，私のお友達であったりとさまざまですが，私の身近に一時期はそのような状況に置かれていた友人やスタッフはいたものの，継続的に「介護と子育て」の両方に直面している女性 OT がいませんでした。私自身は前者のように「一時期」経験しましたが，一時期でも決して，悩みがなかったわけではありません。しかしながら，自身・周囲の人々（家族や同僚など）に「一時期のことだから」という理解があったので，多少の迷惑・苦労をおかけしても協力が得られたのかもしれません。

実父の介護―週末だけの介護を 3 カ月間

京都の訪問看護ステーションから沖縄の今の法人に転職して半年後に，大阪の実家にいる実父ががんの診断を受けました。余命は 3 カ月でした。仕事を大事に考える父は，「まだ就職して半年だから，職場に迷惑をかけてはいけない。わざわざ大阪まで帰ってこなくてよい」と言いました。週末はほぼ帰阪しましたが，父は入院していたので，実際に私が介護することはほとんどありませんでしたし，実父は妻である私の母親以外には着替えさえも手伝わせませんでした。そして，私は最期を看取ることもできませんでした。私自身は平日は仕事を続けていたため，職場への迷惑は最小限だと考えていましたが，何年か経過してから気づいたのは，そのような状況のスタッフと一緒に働くことで，周囲は気を遣っていたということです。改めて，その時のことを当時の同僚に問うてみたら，「普通に働いているようには見えたが，やはり，どのように接すればいいのか気を遣った」とのことでした。

叔母の看取り―24時間付き添った10日間

　実父が亡くなって1年後，実父の弟（叔父）の妻（叔母）もがんの末期を迎えていました。叔母夫婦には子どもがおらず，2人は小さい頃から私を娘のように可愛がってくれていました。私も父の日，母の日，誕生日は両親と同じようにお祝いし，結納まで立ち会ってもらいました。その叔母が最期は自宅で過ごすことになったというので，大阪へ会いに行きました。叔母は私の顔を見るなり，私に看取ってほしいと言いました。職場に無理を言って，2週間お休みを頂くことになりました。帰沖するつもりで出てきたため，職場にも家庭にも急な対応をお願いすることになりました。

　家庭は，子どもたちも中学生・小学生であったため事情は理解してくれていましたが，イメージが難しい状況に不安だったはずです。夫は協力的でしたが，いつも分担している家事をすべて1人でこなさなくてはならず，2週間は電話やメールをする時間もない状況でした。管理職である私が何も準備せずに休みに入ったため，職場とも度々，電話対応などが必要でした。対応するのは当然のことなのに，電話してくるスタッフはいつも申し訳なさそうなトーンの声で，気を遣わせていることが伝わりました。また，その間叔母を待たせることで，叔母もまた，私の職場に迷惑をかけていると気を遣っていました。叔母は私に看取ってほしいと言ってから10日後，安らかに息を引き取りました。

義父母と実母

　現在，義父は88歳。義母は85歳です。義母が要介護状態で，介護保険サービスを利用しながら義父が世話をしています。実母は79歳で独居です。両家とも，近所に住む娘（私の義姉や実妹）に助けられていますが，遠く離れたところで管理職をしている私には気を遣っている様子です。実母が手術する際も，「簡単な手術なので帰る必要はない。病院にいるから何も不自由はない」と言っていました。それでも，私と3カ月に1回のコンサートやお食事に出かけることを，とても待ち遠しく思っている母です。親が介護を要しない状態であっても，「働いている」ということで気を遣わせてしまうことに複雑な気持ちになります。

不安だけど，いずれ誰もが直面しうるテーマ

　介護期間中は，介護するために仕事を休む立場の本人，本人を見守る・支える同僚，介護される人，家族など，多くの人に負担がかかる時間です。それらをすべて見て，感じるのは「本人」なので，常に申し訳なさを抱えながら，介護に当たらなければなりません。私の場合，周囲の人々の理解や心遣いにどれだけ救われたか，言葉では言い尽くせません。

　私がこのような状況に向き合っていたのは短期間であり，その間の子育ては夫に任せていたため，「子

育て中の親の介護」の参考にはならないと思いますが，今後，核家族化・高齢化社会の中でこの問題に直面する女性 OT も増えていくことが予測されますので，このテーマについても今後，取り上げていきたいと思います。

宇田　薫

妊娠中の働き方
―つわりがひどい時（1）

私の悩み 「上司の心ない言葉に涙し，そして退職へ」
Nさん　OT 11年目　2児（5歳5カ月と2歳7カ月）のママ

　初めての妊娠を喜んだ1週間後，徐々につわりがひどくなりました。気力で頑張ろうとしましたが，食事ができず体力も低下しはじめ，仕事に集中できなくなりました。上司に相談すると「いるだけでもいいから毎日きてほしい」と言われ，出勤はできていました。やはりそれでも，十分に仕事ができないことを再度相談すると「つわりがひどく点滴して毎日来た人もいるのに，あなたは弱い人やね」と言われ，気持ちが弱く我慢ができない人と捉えられたことに涙し，退職を考えるようになりました。妊娠7カ月目，切迫早産の危険性があり退職を決意しました。

　一般的に，つわりは妊娠4〜5カ月で楽になると考えていました。しかし私の場合，分娩台に上がる前まで悩まされました。つわりは，妊娠中はひどくても出産後は嘘のように治まります。そのため，無理せず休むことが何より大切です。妊娠による身体症状の出方はさまざまなため，「その人に合った対応がとられる日が来るといい」と心から願っています。

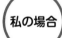
私の場合 「無理をせず，積極的に周囲と相談を」
Hさん　OT 20年目　2児のママ

> 　妊娠を経験した管理者の立場からみて，つわりの程度は初めての妊娠では予測がつかず，また個人差があると思います。仕事をするうえでも人と比較しにくいところです。そして，妊娠中は身体も辛いですが集中力がなくなり，仕事が十分にできないというストレスも加わって精神的にダウンし，さらに症状が重くなりがちです。それでも病気ではないと思うと，無理をしがちなところのようです。私の場合，幸い1人目妊娠の際は独身者ばかりの環境でしたが，さりげない配慮で助けられ，2人目の際は職場に先輩ママさんからの声かけや仕事上でもサポートがあり，精神的に楽になり乗り越えられたように思います。しかし職場風土もさまざまで，心ない一言で傷つき，休みもとりにくい所もあるでしょう。それには，たとえば産婦人科の先生から意見をいただいたり，本当に辛い時は有給休暇を使い，何より「その人に合った無理のない妊娠中の働き方」を上司や職場の方々とも相談できるといいですね。

「こまめに体調を伝えることで，理解を得られました」
Oさん　OT 10 年目　4 児のママ

　まずは，ご出産おめでとうございます。辛い体験でしたね。私もつわりでは苦しみました。患者さんの顔に嘔吐しそうになったり，車通勤中に猛烈な睡魔に襲われ，路駐して寝たり。我慢して無理をするタイプの私でしたが，第1子出産以降は「これではだめだ！」と，小さなことでも周囲に体調を伝えるようにしました。そのため，身体的にはギリギリでしたが，妊婦ネタで一緒に笑い合い，励まされて過ごせたように思います。最初は腫れものに触るようだった後輩たちや夫は，時にえげつない内容に驚きながらも，想像すら難しい妊婦の体調を徐々に理解してくれたようです。主治医に相談すると，母子手帳の母性健康管理指導事項連絡カードではインパクトが弱いということで，書面にしてくれました。これで休暇扱いが長期病欠扱いとなったこともありました。

　辛い思い出の投稿でしたが，お聞きできてよかったです。ありがとうございます。これからは一緒に，後輩たちが私たちのような辛い思いをしないよう，いろいろ変えていきましょう。

「女性が働きやすい環境を，一緒につくっていきましょう」
Sさん　OT 22 年目　1 児のママ

　妊娠・出産は女性にとって素晴らしい大切なイベントであるのに，辛い経験となってしまったことが大変残念ですね。私も1人職場で休めなかった経験があり，あなたの思いに大変共感できます。仕事に影響が出る状態であれば，診察を受け診断書をもらうことにより「第3者の判断に基づいて管理者に相談する」ことも一つの方法だったと思います。

　また，適切な対応のためには，事業所の方針も見直す必要があると思います。厚労省の施策に，「男女雇用機会均等法における母性健康管理の措置」，「労働基準法における母性保護規定」というものがあり，母性の健康が守られています。

　「その人に合った対応がとられる日が来るといい」とおっしゃられている通り，このことは自分自身はもちろん，働く女性の安全と健康を守ることを目的とした職場環境作りの第一歩に繋がるように思います。

> 女性が妊娠中，そして出産後も働きやすい職場環境を皆で一緒につくっていきましょう。

辛さを優しさに

　今回から「妊娠中の悩み」を 2 回連続取り上げます。つわりの「辛さ」「期間」は本当に人それぞれです。今回の N さんは，つわりの辛さだけでなく，上司の心ない言葉にひどく傷つかれたのが分かります。その後，無事に出産されてはいますが，上司からの言葉は一生忘れられないものとなるでしょう。私も妊娠が判明した時に，悲しい言葉を上司から聞かされ，2 人目を妊娠した時はすぐに妊娠を報告せず，無理をしてしまった経験があります。そのような経験がある私たちにできることは，近くの妊婦を見守り，理解し，時には叱咤激励しながら，女性が働き続けることをサポートすることかもしれません。

宇田　薫

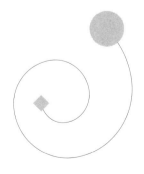

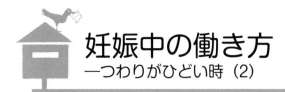

妊娠中の働き方
―つわりがひどい時（2）

 「悩みながら努力した妊娠期間」
Sさん　OT 12年目　2児（2歳3カ月と7カ月）のママ

　結婚2年目に，待望の長女を授かりました．つわりは2カ月目から始まり，水分のみしか受けつけず，下痢と吐き気が続きました．職場では，初めての妊婦スタッフということもあり，迷惑をかけないようにと必死でした．しかし，つわりがひどくなり，日によっては時間休や終日休みをもらうようになりました．申し送りができない利用者様に関しては頑張って出勤し，不安定な勤務状況が2カ月程，続いてしまいました．つわりがひどい時期は，スタッフにも「この先，どうなるのだろう？」と不安を抱かせていたと思います．

　つわりのピークが落ち着いてから，上司に私なりの対処法を伝え，今後を相談する機会をいただきました．それからは，急な休みや代行とならないよう，普段以上に体調をみながら過ごすように心がけ．スタッフの理解と協力体制により，無事にお産を迎えることができました．

　初めての妊娠の時は，妊娠経験のないスタッフや，反対に経験あるスタッフ（上司）にどこまで相談し，理解・協力を得られるか，どのように振る舞えばよいのか分からず，悩む人も多いのではと感じた妊娠期間でした．

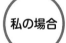 **「すべて話して，たくさん迷惑をかけてください」**
Oさん　OT 10年目　4児のママ

　もし今，一緒に働くスタッフに妊婦さんがいたら…，と思って考えてみました．私だったら，「言いがたいことだと思うけど，すべて話してくれたら嬉しいな」と伝えると思います．今の心身の状態や，仕事や同僚，利用者様への思い，配偶者や家族のサポート体制，自分で考える対処法など，素直にそのままです．

　なぜなら，つわりの個人差は大きいし，赤ちゃんによっても異なるし，波のあるものだからです．妊娠経験があるので自分との比較はできますが，個別性が強いので，逆に，比較せずにありのままを理解したいと思います．口に出していただいた方が，誤解や予想，先入観の入る隙なく，事実を捉えやすいように思います．そのため内容は，相談する人の妊娠経験によって変える必要はないと思います．

　それもこれも，共に働く大切な仲間をできるだけサポートしたいからです．たくさ

ん迷惑をかけてほしいのです。お互い迷惑をかけ合い，助け合い，一緒に乗り越えていきたいからです。

「頑張りすぎず，気持ちを伝えていきましょう！」
Hさん　OT 20年目　2児のママ

　私の経験では，妊娠中のスタッフに対しては，「無理をすると妊娠に影響があるから，身体を大事にして乗り切ってほしい」と願い，一時期の勤務の不安よりも，身体を気遣う気持ちや態度が大切と感じました。周囲の妊娠未経験のスタッフに対しては，いずれ自分が妊婦の立場になった時のことや，他に妊娠者が出た時のことを考えてもらえるように，妊娠中のスタッフ自身から体調や気持ちの現状を伝え，自分なりの対処法を相談できるとよいと思います。そうすることで，皆が協力体制についての心構えができてくるでしょう。

　上司への相談ですが，妊娠経験者であれば，つわりのつらさや，体調による休みの理解が得られやすいと思います。たとえ上司であっても，妊娠経験者は何よりも心の支えであり，良き理解者です。経験者側も，相談に乗ってあげたい気持ちになります。

　今回は，最終的に自分なりの努力が上司やスタッフにも伝わり，スタッフの理解と協力体制が定着できて良かったです。1人で頑張りすぎないで！気持ちを伝えていくことが大事なんですね。

「互いへの理解と，妊娠・子育て中も働ける環境づくりを」
Sさん　OT 22年目　1児の母

　職場で初めての妊娠は理解されにくく，大変だったと推測されます。体調の変化に伴い，訓練制限の必要性が，周囲には理解されにくいことがつらかったですね。特に，管理者においては，理解されたうえで若いスタッフに伝えてほしいところです。

　妊娠経験のないスタッフは，女性のみならず，男性もそうです。妊娠に対する理解は難しいかもしれませんが，体調が人によって違うことや，変化することを知ってもらい，理解してもらうことが大切だと思います。あなたのように妊娠していても，仕

事に向き合う姿勢が大切で，責任ある行動をとっていれば，周囲の理解を得られるのではないでしょうか。

しかし，無理をしないことも必要だったと思います。状況に応じて管理者にできること・できないことを伝え，仕事・利用者さんに対する考えを伝えれば充分だと思います。

そういった状況を理解し合えるような環境づくりもとても大切です。次世代スタッフも，妊娠，また子育てしながら働き続けられる環境を築いていきましょう。

サポートされつつ，自身も努力を

初めての妊娠の時は，本人自身も，"どこまで自分が頑張ればいいのか（無理すればいいのか）？" "どこまで周りに打ち明けていいのか？" "どこまで甘えていいのか？" など，すべてにおいて加減が分からないと思います。それは周囲も同じで，妊婦によって異なるつわり・頑張り度合い・さまざまな条件に対して，どのようにサポートすればいいか分からないと思います。よって，両者ともに「分からない」ので，アドバイザーの皆さんがおっしゃる通り，「何でも相談できる・打ち明けられる」環境づくりが大事なのかもしれませんね。

また，今回の相談者の方はきっと，ご自分なりの「努力」が上司やスタッフにも十分に伝わったので，良好なサポート体制がつくれたのだと思います。妊婦さんをサポートしたいのは当然ですが，妊婦自身の誠意ある努力や，姿勢も忘れてはならないと気づかされた相談でした。

宇田　薫

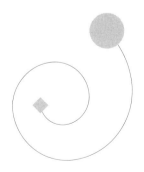

体力低下・体調不良を抱えながら働くこと

私の悩み **体力が心許なく，仕事も不安です**
悩める女性OT　OT 13年目

　OTとして勤めて13年目です。仕事に安心できず，今後の働き方や生き方に悩んでいます。

　同じ法人内ですが，急性期・デイケア・訪問と多部署を経験させてもらいました。制度改正などもあり，仕事にいつでも流動性を感じています。変化も楽しめるような捉え方ができればいいのですが，30歳が近づいた頃から仕事に耐えうる体力に不安をもつようになりました。仕事以外の時間は体力を温存して過ごすようになりました。離職も考えたのですが，どこにも所属しない自分になる不安もあり，今の職場を続けることにしました。しかし，その後に難聴や耳鳴りにも悩まされるようになり，精神的にも限界を迎えたような気持ちになりました。

　私は独身です。周囲に仕事と育児を両立しているスタッフも多くいますが，「自分にはできそうにない…」という気持ちが先立ってしまいます。仕事に対するモチベーションも保ちにくく，また「結婚して子どもを産むことが女の幸せだ」と考える両親との関係にも悩む毎日です。

私たちの経験から

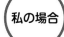
私の場合 **打ち明けることで、変化が起きることも**
Iさん　OT 25年目

　難聴や耳鳴り，体調不良による不安感などのしんどさは見て分かるものではないので，自分から主張しないと周囲の人から理解してもらうことは難しいものです。でも，経験年数も長く，多くの後輩を指導する立場となり，その能力を認められ多くの部署を任されるようになると，責任が重くなり，プレッシャーも大きくなり，かえって弱音を吐きにくくなってしまいます。今まで築いてきたものが崩れてしまう怖さを感じます。そんなことを考えていると，身体も心もクタクタですよね。

　私も頭に腫瘍が見つかった時，「何も打つ手はないですね」としか言わない医師には自分から距離を置きました。そんな中，親身に考えてくれる医師に出会い，信頼できる専門医を紹介していただき，病気に正面から向き合おうと思い開頭手術に臨むことができました。関係がうまくいっていない上司には，手術のことも，術後に体調を

崩したことも，素直には話せなかったことを思い出します。そんな時，自分を出せる数人の同僚が支えてくれたり，叱ってくれたりして，自分の生活を取り戻すことができました。1人で頑張っているつもりでも，周りの人が支えてくれていて，誰かに頼ると張り詰めていた空気が変わって，風の流れが変わったように感じました。

相談できる医師や頼れる仕事仲間はいますか？　もしまだだったら，見つけてみませんか？

誰もが悩んでいますが、きっとOTとしての経験値になるはず！
Kさん　OT 16年目

その思いを誰かに話せますか？　文面より，とても責任感のある方だと察します。私は，13年目の秋に，もやもや病が発覚しました。同じ病気で母を亡くしましたし，婚約中でしたし，いろいろなことをこれからやっていこうという意気込みもありましたので，突然，限界を突きつけられたようでした。病気の進行や私生活，仕事のことなど不安だらけでした。視覚的に分かりにくい難病の方たちのつらさを実感しつつ，私が私らしく責任をもって生きていくために考えたのは次のようなことです。

①周囲に難病であることを伝える。積極的に伝えているわけではありませんが，集団で仕事をしている以上，必要なメンバーにはきっちり伝え，万事に備えています。②つらいときは周りに伝え，必要なときには手伝ってもらう（業務が滞らないためにも，自分の身体のためにも）。③いつも感謝の気持ちでいる。やはり持ちつ持たれつで生きています。④他人と自分を比較しない。比較し続けた結果，しんどくなって，比較することを手放しました。

いかがでしょうか？　まずは他人に優しくなるためにも，自分に優しくなってあげてください。

結婚については，ご両親には現状と，自分の結婚に対する考えをしっかり伝えてみてはどうでしょうか。経験としては，他人が家族になるというのは試練もありますが，成長もあります。

生活のヒント
自分の心身状態のメンテナンスを意識して行うこと

　私は誰もが認める元気印の人間ですが，40歳を迎えた頃からストレスが発散できず落ち込みやすくなり，身体も疲れやすくなって，家事が終わってから夜にパソコンに向かえなくなりました。そうすると，執筆作業や資料作りが滞り，また，ストレスになる。そんな話を先輩女性OTに相談すると「当たり前よ。若い時と同じようにできないよ。今のペースでいいのよ」と助言いただき，とても楽になりました。

　一方，自分の努力としては，体力づくりのためにウォーキングを始めたり，休みの日は意識してドライブや美術館に出かけ，気分転換をはかったりするようにしました。

　今回のアドバイザーの方が助言くださるとおり，「周囲に打ち明けて」「自分のペースを見つける」を「意識する」のが大切なのかもしれません。

　今回，改めて周囲にいるOTの方たちを思った時，体調不良を抱えながら働いている人，年齢的なことに悩みながら働いている人が多いと気づきました。皆，素敵な仲間です。皆が，その人らしく長く働き続け，多くの素敵な作業療法を提供できるよう，皆で「お互い様」を実行してみませんか？

宇田　薫

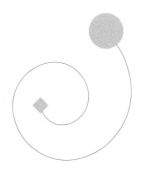

持病を抱えながら働くこと

私の悩み　ほかの方たちのように働けない自分に劣等感をもってしまう
悩める女性OT　OT 10年目

　私は脳脊髄液減少症という持病を抱えながらOTをしています。そして，周りの人に支えてもらいながら3人の子どもを帝王切開で出産してきました。現在は時短で勤めていますが，最近，仕事中に調子を崩してしまい長期療養をしました。何年か前にも似たようなことがあり，このまま働いていていいのか迷っています。職場のスタッフにはいてくれるだけでもよいと話してくれる人もいますが，体調に不安を抱え，他のママセラピストのように働けない自分に劣等感をもち，働くことにストレスを感じてしまいます。そのような姿を子どもたちに見せながら子育てするのがいいこととも思えない日々です。

　ただ，患者さんとの臨床は本当に楽しいので，できれば続けたいのです。病気もちの子もちで，職場にあまり貢献できておらず，このまま仕事をすることは周りや自分にプラスになるのかよく分からなくなってしまいました。自分がやりたいこともままならないので，余計にモヤモヤした気持ちになってしまいます。

私たちの経験から

私の場合　自分の強みを見つけ，楽しく働く
Yさん　OT 10年目

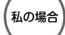
　私は右片麻痺があるため，他のセラピストのように働けず劣等感をもつ気持ち，とてもよく分かります。私も他のスタッフと自分を比べてしまい，重度介助が必要な方へのリハが自分の思うように提供できていないことで劣等感を抱いた時期がありました。周囲と同じ服を着ている以上は，利用者様から見れば一スタッフです。しかし，他のスタッフと同じようにしなければならないと思えば思うほど，うまくいかず身体の負担も大きくなっていました。OTを辞めようかと考えた時期もありました。しかし，リハで関わった利用者様からの笑顔や「ありがとう」という言葉が私自身への励みとなり，その分，認知症専門のセラピストとして関わろうと認知症ケア専門士の資格を取るなど，「自分のOTとしての強み」は何か，ハンディキャップがある分，OTとして自分にできることは何かを自問自答しながら日々働いています。

そして今，職場のスタッフの理解や支えでOTとして働けていることに感謝しています。自分が仕事を続けたい，楽しいという気持ちを大切にしたらいいと思います。その気持ちは利用者様にも届くと思います。また，私には子どもはいませんが，悩んだりしながらも仕事に打ち込んでいる姿は，子どもさんにはきっと輝いて見えると思います。

私の場合　今の自分を認め，信じてみる
Kさん　OT 18年目

　私はもやもや病の持病があり，先日，帝王切開で第1子を出産しました。
　周囲への劣等感や仕事に対するストレスは，質や量は異なるかと思いますが，私にもあります。病気や付随する症状と向き合って，受け入れて自分のキャリアの重ね方を探していこうと何回頭で思っても，自分の深いところではまだ納得できていないので，時々フッと劣等感の花が咲きます。しかし最近は，これを繰り返して何かに行き着くのかなと，少し構え方が変わってきています。
　劣等感をもったり，思うように仕事がこなせずストレスを感じるのは相談者さんが責任感をもってOTをしているからだと思います。一方でひょっとしたら，「OTたるもの〇〇でなければならない」という想いが自身を苦しくしているのかもしれませんね。
　いてくれるだけでよいと言ってくれるスタッフがいること，3人の子どもを産み育てていること，周りにサポートしてくれる人がいること，リハを心から楽しいと思えていること，そして，今回このような投稿をされ，似たような状況にいるセラピストに勇気を与えていること，どれも素晴らしいことだと思います。自信をもってくださいね。応援しています。

私の場合　管理者の立場から
Nさん　OT 29年目

　脳脊髄液減少症による頭痛やめまい，耳鳴り，倦怠などがある中で，時短勤務での仕事の継続，本当によく頑張っていますね。また，3人の子どもさんの出産と子育て

を経験し,人間的に成長されている姿が目に浮かびます。

　私は管理職ですので,持病を抱えたスタッフに話を聞いたり助言をする機会は多いのですが,いつも難しさを感じています。職場では技術職として認められ,管理職の交渉で,就業規則の範囲を超えて働き続けたスタッフもいました。しかし,何回も休職したり,出勤日に休むことが多いスタッフは,話し合いを重ね退職に至るケースも多いのが実状であり,管理職として悩む日々です。自身の職場の就業規則をしっかり把握しておくことが重要だと思います。また,自身の体調面の変化だけでなく,上司との面談内容のメモは振り返りに役立つのでおすすめします。働くということは職場との契約が前提にありますので,あなたの働く意欲と能力が評価され,時短勤務の働き方を選ばれたのだと推測します。

　「周りのスタッフに迷惑をかけているのではないか」と心配される気持ちはよくわかりますが,「患者さんとの作業療法場面が楽しい」という気持ちを大切に,スタッフやご家族の協力を力にして,焦らずゆっくりと日々を重ねていってほしいと思います。

働くヒント
就労支援ができるOTだからこそ

　近年,働き方についての情報が増えていますが,自身や身近な同僚が持病やハンディキャップを抱えている場合,しっかりと互いが向き合って考えることができているでしょうか？「就労支援」にも携わるOTだからこそ,自身と同僚が互いを認め合って働ける職場づくりが可能と思います。互いが気を遣うテーマなので言い出せないままになってしまうこともあるでしょうが,まずは声を掛け合うことからでも始めてみてください。OTが成す素敵な職場づくり,働き方を！

宇田　薫

対談2 生活・職場とコラボレートし自分流の生き方を創る

宇田 薫 + 高沢梨沙

女性OTの悩みを共有したい

宇田●まずは，私自身の取り組みについてと，高沢さんと対談させていただきたいと思った経緯からお話ししましょう。

私は『臨床 作業療法』で，「女性OT ひとりで悩まないで」というコラムを5年ほど連載してきました。研修会などに行くと，子育てと仕事の両立に悩んでいる女性作業療法士（以下，OT）が意外と多いのです。でも，その場で悩みを聞いてあげると元気になってくれたり，しばらくして再会すると，「あのあと元気に頑張りました」と言ってくれたりする人がたくさんいたのです。また，私が日本作業療法士協会の理事になった時，「女性OTを応援します」と言っただけで，みんなが「嬉しい」と言ってくれて，話しかけてくれるようになりました。それまで女性OTは悩みを相談できる相手や場所がなかったのだと思います。それで，同じ悩みをもっている女性が多いということを実感していましたから，それぞれの悩みを共有したいなと思って書き始めたのが，このコラムです。

このコラムは相談者の悩みを聞いて，助言者がそれに答えるという形式ですが，1人の悩みに1人が答えるというのだと，アドバイスの内容が限定的になってしまいます。また，読者がコラムを読んだ時，「この人と私は環境が違うから，この人の回答は私にはちょっとあてはまらないな」と思う人もいるかもしれない。そこで，それぞれ立場の違う3人がアドバイスをするというスタイルにしました。たとえば，相談者より先輩の女性OTであったり，同い年の女性OTであったりという具合です。読者も，「私はAさんのアドバイスは合うけど，Bさんのアドバイスはちょっと違う」というように，自分に合ったアドバイスを選ぶことができます。そのうち育児の悩みだけではなく，自分の体調のことや周囲の人たちとの人間関係，スキルアップ，パパのことなど，いろいろな悩みが出てきました。その中でやっぱり多いのが，「育児と仕事の両立ができない」という悩みでした。

しかし，私の友人で福岡青洲会病院に勤務しているOTの原田布美子さんに会った時，「私，働き方に関する悩みは全然ないし，うちの職場は大丈夫です」って言うんです。「なんで？」とその理由を聞いたら，fish（フィッシュ）哲学*の職員研修に病院で取り組んでいるということでした。

それで，今回は悩みなく元気に働いている人，子育てと仕事を両立できる職場で働いている人の話を聞いてみたいなと思って，同じく福岡青洲会病院のOTである高沢梨沙さんをご紹介いただきました。

---

* 「フィッシュ哲学」とは，アメリカ西海岸に実在するさびれた魚市場で，「遊ぶ」「楽しませる」「注意を向ける」「態度を選ぶ」という四つのマインドをもって仕事を行ったところ，問題の職場が，文字通り"ピチピチ"と生きの良い職場に生まれ変わったのが始まりです。（福岡青洲会病院 ホームページより）

私自身は2人の子どもがいますが，もう子育ては終わっています。上の子である長女は理学療法士（以下，PT）になって2年目で，大阪で働いています。長男は大学生で，バリアフリーとユニバーサルデザイン設計の勉強をしています。私は出産して2カ月半くらいで子どもを保育所に預けて働いていましたが，今の子どもたちを見ていると，それは間違っていなかったかなと思います。だから，みなさん子育てに悩んでいますが，「大丈夫だよ」というメッセージを伝えたいです。

高沢●私はOTになって10年目の31歳です。結婚したのが3年前で，出産して今1歳9カ月の男の子がいます。現在，急性期脳血管チームに所属しています。脳血管チームではいろいろな研究をさせていただいて，国内，海外でも学会発表させていただきました。当院は研究や研修などの体制がよく整っていて，今年（2018年）の1月には認定作業療法士の資格も取得しました。

子育て中の職員へのバックアップ

宇田●結婚・出産する前に海外の学会で発表したり，今まで情熱をもって仕事を続けていたということですね。

高沢●はい，いろいろなことに取り組みました。妊娠中も認定を受けるための研修などに行かせてもらいました。病院のバックアップもあって，そのおかげで，工夫しながら予定を合わせ，遠方で開催される研修にも行くことができました。

宇田●正直，1歳9カ月の子がいると，以前と同じことはたぶんできていないと思うのですが，そこはどんなふうに工夫されているのですか。

高沢●1日の生活のスケジュールを考えて，1日1時間は仕事やスキルアップ（資格取得）に費やすようにしています。

宇田●お子さんがいても自宅学習ができているんですか。

高沢●子どもを寝かせてから，どうにか時間を取っています。

宇田●仕事をしながら，きちんと1時間，自宅学習の時間を取るのは大変でしょう。

高沢●育児や家事が一段落した21時半から22時半以降や，洗濯機を回している間にやっています。子どもと一緒に寝てしまう時もありますが。

宇田●妊娠した女性OTは，ほかのみんなが出ている夕方の勉強会に出られないと焦ったり，自分だけ遅れていくのではないかという悩みを抱えたりする人がすごく多いです。

高沢●とてもよく分かります。勉強会は遅い時間にスタートすることが多いですから。今は保育園のお迎えがあって，なかなか残業もできなくなりました。子どもを託児所に預けていた頃は，もう少し夕方遅くまで働けていたのですけれど。当院は，普通の企業と同じく産休・育休があって，子どもが産まれた日から1歳になるまで休みが取れます。私も産休・育休をとって，子どもが1歳になってから託児所に預けてまた働き始めました。

　この託児所は，18時までの託児所も多いなか，19時まで子どもをみてくれました。延長料金もなく（笑）。この4月からは普通の保育園に受かったので，そちらに預けています。今，私は8時から17時の勤務なのですが，保育園は18時までに迎えに行かなくてはならなくて，どうしても17時半には病院を出ないといけません。

　しかし，今までは勉強会は17時半以降で，在宅部門との連携の勉強会になると，どうしても18時くらいからになってしまっていました。今年から少し前倒しになって，17時からの勉強会やランチタイムの症例検討をやったりしています。あとは，バックアップ研修といって，研修会や法定研修の様子を撮影した動画が，ラーニング

システムで見られるようになっています．

宇田●研修会に出られない人も同じ内容を動画で見られるのですね．

高沢●そうです．病院のホームページに職員専用の入り口があって，そこにIDとパスワードを入れると，自分で好きな時間や空いている時間に，希望の動画が見られるようになっています．外部の講師をお招きしての研修会が健診棟で開催されるのですが，そういった研修も動画に収めてくれています．最近は研修会に参加できなくても，動画を見て勉強できているので，心苦しさや焦りはあまりなくなってきています．

宇田●そのようなシステムは，子育てをしているお母さんたちには一番助かりますね．他のスタッフの人たちも，日頃から勉強会に参加できない人に対して配慮をしてくれるのですか．女性OTの悩みを聞いていると，独身の方たちからの「なんでいつも私たちばっかり尻ぬぐいしないといけないの」という声もあります．

高沢●まず，当院のリハビリテーション（以下，リハ）スタッフの平均年齢はおよそ30歳前後です．今ちょうど子育て中の人たちが多くて，この10年で産休に入られた人が80人くらいいます．つまり同じ環境の方が多いのです．

　社会医療法人青洲会の福岡地区ではリハスタッフが今，130名ほどいます．当院の近くにデイサービス，デイケア，老人保健施設「青洲の里」があり，そこにもデイサービスがあります．これら在宅系の施設のリハスタッフが休んだら，院内のリハスタッフが派遣されるような形でカバーして，全体でフォローできる体制になっています．

宇田●じゃあ，半数以上が育休をとられていますね．

高沢●そうですね．この10年のうちに育休を取ったパパも17，18人いて，今も2，3人休んでいます．そういう育児を推奨している職場ですし，休む人への配慮についてはみんなに周知できていると思います．

　このような体制が整ってからは第一子，第二子と，2回産休・育休を取る人もいますし，「今日は，子どもが熱を出しているから17時にダッシュで帰らないと」となると，チームのみんなが仕事量の調整など配慮をしてくれます．

　でも，独身の方にはちょっと負担がかかることが多いと思いますので，声かけが大事ですね．「ここまで全部しておいたから，あとはよろしくね」「ごめんね」「ありがとう」という言葉を相手に伝えるようにしています．

　感謝の気持ちは伝えないといけないというのは，当院で取り入れているfish哲学で学びました．仕事を楽しむこと，相手を喜ばせることなど…．新入職員は，そうした研修を最初の1カ月間みっちり受けてきていますから，職場の雰囲気は良いと思います．

　私が産休に入った時は，うちは職場結婚が多いこともあって，同時期に産休を取った人が大勢いました．院内と在宅部門も合わせると，10数人ほどが同学年の子どもをもったお父さんとお母さんです．ですから，「子どもの体調は大丈夫だった？」「ああ，大変だったね」とか，子どもに関する話が多く，朗らかな環境で仕事もできています．

　しかし，私はICU，CCUなどの急性期病棟にいるのですが，在院日数は減る傾向で1週間前後となってきています．患者さんの入れ替わりが激しいので，しっかり申し送りをしっかりしないといけない状況です．

どんな働き方を目指すかは，人それぞれ

宇田●独身時代も福岡青洲会病院で働いていたの

ですか。
高沢●そうです。
宇田●それなら，高沢さんも今，職場にいる若い人たちと同じような時期を過ごしていたのですよね。産休や育休などで休む先輩たちの代わりに頑張っていたころと，今度は自分が休ませてもらっている今，振り返ってみて何か違いはありますか。
高沢●昔は先輩を見て，私もいつかママになるのかな～なんて羨ましく思っていました。仕事の量に関しては，やっぱり負担は降りてきますし，大変と思うことはありましたが，苦痛ではありませんでしたね。

　自分が出産を経験して思うのは，働くママではありますが，正社員である以上はみんなと同じ給料も貰っていますし，やっぱりそこは責任をもって仕事に取り組まないといけないということです。周囲に言葉だけではなく，一生懸命取り組んでいる姿や行動を見せなくてはいけないのかなと思うようになりました。
宇田●やっぱり，先輩がお手本になるような姿で仕事をしていたら，後輩たちもまた違いますよね。私も長年コラムを連載していて，「つらい」「大変」という相談がたくさん寄せられますが，個人レベルでもう少し努力するのは難しいのかなと思う相談も中にはあります。「妊婦だから休むのは，当たり前」「仕事を減らしてもらって，当たり前」といった言動には，気をつけたほうがよいですね。

　だから，頑張れるラインと，無理はできないラインをしっかり考えて，みんなに示さないといけないと思うんです。基準はその人なりの頑張りでいいのかなと思うけれども，同じ職場で妊娠経験者が増えていくと，「A先輩はこんなに頑張っていたのに，B先輩はなんでここまでしか頑張れないの」という差を言う人も出てくるかもしれませんね。

高沢●たぶん，人それぞれいろいろ思うことはあると思います。当院では個人面談も1次から3次面談まであって，リーダー面談，課長面談，あとは一番上の部長レベルの面談があります。そこで，自分が思っていることを伝えたり，共有したり，改善したりとフォロー体制はあります。スキルアップもフォローしてくれます。家庭環境の問題や体調不良がある方は，その人なりの働き方ができるよう勤務調整を行ってくれ，働き続けやすい環境ではあると思います。
宇田●私が勤務している医療法人おもと会もリハスタッフが多く，全体で220人くらいになりますが，助け合おうという思いはあるけれども，きちんとした取り決めなどはないですね。福岡青洲会病院は，病院全体で取り組んでいるというfish哲学が土台になっているのでしょう。いいスタッフが130人の職場で，10年間のうちに約80人が出産しているということは，離職率も低いのでしょうか。
高沢●離職率は0％ではありませんが，働きづらさによる退職ではなく，家庭の事情での退職や，実家に帰省する方や遠方に家を建てたために退職するという方もいました。本当に働きやすい職場だと思います。

働きやすい職場環境を模索してきた

宇田●妊婦さんに対する職場のルールとか，暗黙の了解などはありますか。たとえば，「妊娠が分かったらトランスファー（移乗）はさせません」というようなことです。
高沢●スタッフが妊娠したという情報をチームリーダーと管理職が把握し，できるだけ安静を心がけるよう配慮します。まず，本人の了解をとって，所属チームのスタッフに妊娠のことを伝達します。体格が大きく重たい方や，トランスファー

が重度・中等度の方などの担当については，患者振り分けの時に配慮してくれます。安定期に入ったら朝礼で全員に発表します。

宇田●その妊娠したかもしれないという時期が，とても難しいですよね。それはチームリーダーに伝えるのですか。

高沢●そうですね，部長や課長，チームリーダーには伝えます。

宇田●伝える時期は，受診してすぐとか？

高沢●そうですね。早い段階で伝える方もいれば，赤ちゃんの心拍が確認できて，母子手帳をもらってから報告する人もいると思います。

宇田●女性の昔ながらの意識で，「安定期に入ってからしか言いたくない」という人がいます。しかし，公表しない間に無理をさせたり，誰かが何か頼んだ後に流産してしまったりすると，それが原因ではなくとも，「あの時に自分が無理をさせたからかもしれない」と誰かを傷つけてしまいます。

だから，近くの人だけにはなるべく言ってほしいとお願いしています。でも，やっぱりなかなか安定するまでは言えないというのがあるようです。ですから，高沢さんの職場では妊娠したかもしれないという時期にリーダーに伝えるとか，担当患者の振り分けでチーム内の暗黙の了解があるというのが，またすごいと思いました。

高沢●たぶん，私の職場は働くママ・パパさんが多いので，理解があるのだと思います。勤務中やお昼をご飯を食べながら，気軽に相談できる環境もあると思います。

宇田●最近は，働くママが増えてきているから，近くでお互いに相談もできるというメリットがありますね。でも，まだまだママOTは少ないです。何年か前に講演をした時，「私の職場では，私が初めて妊娠した社員です」と言っていた女性OTがいました。残念なことではありますが，妊娠した後も働いた女性OTは1人もいないという職場はまだ結構あるかもしれませんね。

高沢さんの職場の人たちにしたら，こういう職場は信じられないかもしれません。しかし，こういう職場の人たちからしたら，高沢さんの職場もまた信じられないと思いますよ。

高沢●そうですよね。当院は人数が多いから，こういう体制が取れているのだと思います。

宇田●高沢さんの職場で最初に妊娠されたのは，どなただったのでしょうね。

高沢●あまり存じませんが，今のリハ部内では，課長のお子さんは今，高校1年生です。たぶん16，17年前ですかね。

宇田●課長は，女性ですか。

高沢●女性のOTです。

宇田●働きやすい職場環境が整うまで，これまでたくさんの職員さんがご苦労されたのでしょうね。

高沢●「昔は腹を抱えながら，トランスファーしていたよ」と聞いたことがあります。

宇田●昔はしないといけない状況でしたし，人もいなかったですね。

昔に比べたら環境が変わってきていて，それに合わせた働き方になっているのはいいかなと思います。しかし，どうしても連載しているコラムの悩みの中には，「昔はこうだったんだから。あなたたち，甘えてるわ」というようなことを言われたという報告があります。若い人たちにしたら，「先輩も同じ経験をしているのに，どうして理解してくれないのかな」という思いはあるのではないかな。

高沢●OTの人数が少ない職場だったら，どうしても抜けられないですものね。

宇田●私は出産後2カ月半くらいで，職場復帰し

たのですが，やっぱりOTがいないから仕方がありませんでした。あの時，OTがたくさんいたら，休んでいたかもしれません。でも，当時は休んでいる間は，お給料は出ませんでした。
高沢●そうなんですか！
宇田●そう。ちょっとずつ時代がよくなっているのかなと思います。

沖縄の子育て事情

宇田●私の場合，沖縄という特殊な地域性があります。沖縄では，最低3人は子どもを産む人が多いのです。今，私の職場には4人目や，5人目の子どもがいるスタッフもいます。5人目という人は滅多にいないけれど，最低3人くらいです。だから，育休が空けて，早い時期に，また育休に入るということになります。

沖縄は，共稼ぎの家庭が大半です。だから，父親たちも，「今日は，お迎えなので帰ります」と早く帰りますし，結構休みます。でも，みんな共働きの環境だから，あまり「えーっ」という感じはないです。

話を聞いていると，休みが多くなりがちな人に対しては，「夜遅くまで連れ回しているから，子どもが体調を崩すんじゃないの？」という声は出てきます。でも，子どもが小さい頃は急に休むということはよくありますから，休んでもきちんと引き継げるようにしておきます。まあ，高沢さんの病院のようなシステムがなくても，もともと地域柄，お互い様という精神でやれているのかもしれませんね。そうはいっても，休む人も最低限のことはやらないといけませんけどね。
高沢●そうなのですね。
宇田●福岡だと，子どもは2人くらいの家庭が多いですか。
高沢●そうですね。多くて3人〜4人くらいですね。
宇田●余談ですが，沖縄では，子どもが生まれたら命名札という短冊に赤ちゃんの名前を書いて，親戚のお家などに貼るんです。だから，これはうちの長男の孫，これは次男のなんとかだって，どの家にも，子どもの名前を書いた短冊がいっぱい貼ってあります。職場のスタッフルームにも貼ってあるんですよ。「この命名札は主任の子どもね」という感じで。
高沢●みんなで子どもを迎えているのですね。
宇田●だから，お互いの子どもを気にします。「誰々の子ども，今度，何年生だよね」って。そこも地域性かと思います。
高沢●いいですね，沖縄って。

自分が経験してわかったことは伝えていく

宇田●おもと会の訪問リハは今37，38名のリハスタッフがいます。先日たまたま数えたんですけど，主婦が20名，子育て中のママが15，16名います。今までにうちのスタッフで，おもと会訪問リハ部門に勤務している間に産んだ赤ちゃんは11名です。毎年，誰かは妊娠していますが，「妊娠しても，育休前まで働く」と言っています。
高沢●宇田先生の訪問リハは，働きやすいのかな。ストレスなどがなく，たぶん環境も良いのでしょうね。
宇田●でも，うちの場合は，利用者さんの家まで1人で運転していきますから，リスクは高いです。訪問リハ勤務のほうが産みやすいかというと，「いや，そうじゃないと思うよ」と言う人もいました。
高沢●そういうシステムの問題もありますけど，やっぱり職員同士の関係性を良好にすることは必要だと思います。
宇田●まだまだ一般的には，妊娠したら病棟勤務に戻すというのが普通ですね。訪問だと運転時間

が長いから，その分リスクも高くなるけれども，日常生活で車の運転は必要なので，運転が駄目とは言えません。ですから，訪問リハ部門に限っては私は，「妊娠しても最後まで働くためにはみんなのサポートが必要」と言っています。

でも，サポートが必要なのは，妊婦さんに限りません。親の病気や介護，自分の体調がよくない時もあります。休む理由が違うだけで，休んでしまったら残された人たちがフォローするのは，同じではないですか。それなのに，休む理由がつわりだったら，みんな「またぁ」，子どもさんが風邪をひいたら「またぁ」と。でも，奥さんが急病といったら，「早く帰ってあげて」となるのはおかしいですよね。私は，どういう理由であっても，やっぱりみんなが同じように休める体制にしないといけないのではないかと思っていて，ずっとそう言い続けてきました。

訪問リハ部門は，OT 7 年目以上のベテランスタッフと，3 年目以下の比較的経験の浅いスタッフがほぼ同人数になっています。だから，1 年目から 3 年目のスタッフをローテーションで入れ替えて，7 年目以上のスタッフはずっと訪問リハに携わってもらうという体制にしています。

ずっと「おもと会」の訪問リハをやっている，7 年目以上のスタッフたちの"おもとイズム"はちゃんと若いスタッフに伝わっているけれども，今後はもっと意識して伝えないといけないと思っています。というのは，最近のことなのですが，1 年目から 3 年目のスタッフの比重がとても大きい事業所があって，そこは特に丁寧に伝えていく必要性を感じています。

どうしても若いスタッフたちとベテランのスタッフたちの考えは違っていて，「また私たちが代行しないといけないの？」とか，「ママのスタッフは，また休んで！」となりがちです。ですから，やっぱりそこは言い続け，伝え続け，途切れさせないようにしたいと思い始めたところです。

高沢●本当に，その通りですね。

宇田●当訪問リハ部門では，子育て中の父親も 10 人くらいいます。あとは訪問スタッフをしながら，親の看取りをした人が 4 人います。「ちゃんと看取ってあげなさいよ」と，スタッフみんなで休ませてあげました。今現在は，親の介護をしている人が 1 人。このように，職場にはいろいろな状況の人がいます。

自分の話になりますが，父親がターミナルの時はほとんど休まず，週末だけ実家に帰って，あとはずっと働いていました。また，翌年，叔母が同じようにターミナル期に入った時にお見舞いに行ったのですが，「最期を看取ってほしい」と懇願されたんです。叔母は子どもがいなくて，私はすごく可愛がってもらっていました。それで，親ではありませんが，急に 3 週間仕事を休ませてもらうことになりました。

普通は，休ませてもらうなんて考えられません。でも，それでも休ませてくれた人たちってすごいですよね。私自身がこのような経験をしましたので，今はみんなであとから振り返るということも大事にするようになりました。私は管理者として，大変な状況のスタッフがいる時は，みんなできちんと休ませてあげようと言っています。自分が経験しないと分からないことって，本当にたくさんありますね。

両立には自分が納得できる"質"が大切

宇田●連載のコラムでは，「仕事と子育ての両立で悩んでいます」という相談がとても多かったとお伝えしました。今，高沢さんは仕事と子育ての両立はできていますか。

高沢●うーん，自信をもって「できています」と

は，言えないかもしれません。子育てのことでいうと，今，子どもと接するのは帰宅後の18時から21時の寝るまでの3時間くらいで，子どもと向き合えていない気がしています。保育園で習ってくることが増えて，私はこういった子どもの変化をきちんと見ることができていないなと思うことも多々あります。でも，子どもと過ごす時間が1日の楽しみです。保育園には感謝しています。

宇田●私が最近こだわっているのは，みんなどうすれば仕事と育児を両立できるのだろうかということです。時間配分だけで考えると，かなり無理がありますよね。

高沢●難しいですよね。ご飯を作って，お掃除もして，家事が全部できたら両立というのでしょうか。

宇田●でも，お料理にしても，簡単なものでもきちんと作る人もいれば，スーパーのお惣菜を頼りにする人もいますね。いろいろなお料理の仕方があるから，どういうお料理だったら両立といっていいかといったら，よく分からなくなってくるでしょう。

高沢●どうなのでしょう。

宇田●自分が「なんとか両立できているな。まあ，よし」と思えるのは，どういうバランスの時なのかしらね。

高沢●自分の気持ち次第かな？　イライラしたりしなかったり。子どもの状態や自分の精神的な状態がありますね。

宇田●自分の精神的な状態によって両立できている，できていないって思うのね。イライラしていたり，不満がある時は「両立できていない」と思うのですね，きっと。

高沢●そうですね。私はドタバタしたり，仕事が終わらなかったりした時に，両立できていないと感じます。

宇田●仕事が疎かになっていると，両立できていないことになるわけですね。

　時間のバランスについて言う人もいるけれど，仕事の内容に自分が納得できていなかったり，育児の質に満足できていない，たとえばゆっくり子どもに関わってあげていない自分がいる時に，両立できていないということになるのかな。それから，私は子どもが風邪をひいて仕事を休まないといけない時や，仕事に穴をあけて職場に十分貢献できていないと感じた時に両立できていないと思ってしまいましたね。

高沢●いろいろなことが全部関係する気がしますね。

宇田●たぶん，時間だけではないのだろうという気が，最近とてもするんです。

高沢●そうすると，質ですか。

宇田●そう，その質が良いというのは自分の納得できる状況をいうのでしょうが，そうなると時間が短くても両立できていると思えるのかもしれない。今，高沢さんは，与えられているお仕事はできるように工夫をしているし，できている。お家のことも，子どもさんときちんと向き合っていますよね。

高沢●そうですね。子どもとは，限られた時間の中でどう接するかですけれど。あとは，やっぱり，フルタイムで働くわけですから，帰ってからご飯作りや洗濯ができて，子どもと笑顔でご飯を食べられたらそれでいいかと思ったりもします（笑）。両立できているかと言われたら，できている状況にはあるのかもしれません。

宇田●「子どもと笑顔でご飯を食べられたらいい」と思う自分がいるって，すごく大事ですね。笑顔になれなくて，子どもともあまり喋らないままご飯を食べるような日が続いたら，仕事と子育てを両立できていないと思うのかもしれません。

高沢●そういう時も，たまにあります。そのイライラが質に関係してくると思うのですよね。仕事でできなかったこと，こうしておけばよかったということがあると，17時半以降の家事が苦痛になってしまったりします。

宇田●たぶんこのような質を保つために私たちは工夫したり，手を抜いても大丈夫なところで，手を抜いたりしているのかもしれませんね。

　私が考える質というのは，その人がこだわる質です。ですから，その質は人それぞれで，たとえば料理が大事という人は料理では絶対に手を抜けないけれども，お掃除はあまり気にしないから，手が抜けるとか。自分の考える質を保つためにどう工夫するか，どう手を抜くかなのではないでしょうか。

高沢●確かに，私もそうですね。人それぞれウエイトを置くところは違いますから。

宇田●高沢さんはこれからも，自分のこだわる質を保つためにいろいろ工夫するのでしょうね。最初にお話を伺った1時間の自宅学習も，ご自分の中ではきっと優先順位が高いですよね。そこが高沢さんの考える質につながるのではないですか。

高沢●そうだと思います。子どもが添い寝しなくてもスムーズに寝てくれるようになる頃から少し生活のリズムを変えて1時間くらい勉強や自分の時間がつくれるようになりました。

宇田●その1時間の勉強時間が取れなくなったら，たぶん自分の考える質が保てなくなってイライラしてしまうのでしょうね。

高沢●自分の時間は大切だと分かりました。仕事のほかにも，ちょっとリラックスしたり，夫婦での会話を楽しんだり，テレビを観たりという時間が増えたら，もう少し心構えは変わるのかもしれません。

宇田●どういうふうに働くか，どういうふうに子どもと向き合うかという考えをきちんと自分の中にもっていて，それを成すためにどうするかですね。分かるような気がします。たぶん私も，自分がイライラしたり不満を感じたりしている時には「両立できていない」と思うでしょう。

高沢●職場を出る時に，「よし！　もう今日は帰ろう」「よくできた！」と思って帰る時もあれば，仕事を同僚に頼んで「ごめんね，あとはよろしく」と，後ろ髪を引かれる思いで帰る時もあります。

男性目線と女性目線は違う？

宇田●ご両親やお友達など，子育てや家事を手伝ってくれる人は周りにいますか。

高沢●私も主人も熊本出身で，家の近くには親族はいません。母などが子守に来てくれることもありますが，ほぼ2人で子どもを育てているような感じです。

宇田●ご主人は，働く女性に対して理解はありますか。

高沢●理解がありますね。主人も産休に入る同僚を見ていますし。お迎えも，時々主人に行ってもらって，私は18時からの勉強会に参加するなど，都合に合わせて役割をチェンジすることがあります。

宇田●それは，理解があるご主人ですね。しかし，この「理解」という言葉ですが，実はすごく悩ましい言葉です。ご主人は何を「理解」して，お子さんのお迎えを手伝ってくれていると思いますか。

高沢●やっぱり，正社員という1人の社会人としての立場は，分かってくれているのかなと思います。でも，女性の目線と男性の目線は違いますから，それで喧嘩になったことがあります。お互い一社会人で，同じ労働時間内で働いているけれども，仕事の性質と責任が違う環境というのも原因

でした。その後，家事の役割分担などを調整しました。

宇田●喧嘩をして，それぞれの役割をお互いに理解できたというのではなくて，家事の分担を調整したということですか。

高沢●理解したうえで，役割分担をしてみました。男性目線と女性目線とでは，家事のやり方が違いますよね。たとえば，食器洗いひとつにしても，朝起きて台所に立った時，カピカピになったご飯粒がシンクに付いているのを見ると，私としては食器洗いをやったことにならないんですよ。「もうちょっと，きちんとやってほしい」と言うと，喧嘩になるので，そこが女性目線と男性目線の違いなのかなって思います（笑）。今はそのようなことはありません。文句を言わずに，「やってくれて，ありがとう」と，感謝の言葉を言うようにしています。

宇田●うちは私が片づけたあとに，もう1回主人がシンクを洗ったりしていますよ（笑）。

高沢●あ，逆ですか（笑）。

宇田●居酒屋のアルバイトが長かった人だから，自分のルールがあるみたいで，気になるのでしょうね。

高沢●すごい！

宇田●男性と女性の違いというよりも，人それぞれの感性や価値観の違いなのかもしれません。でも，みなさん，夫が家事をしてくれないという悩みをもっていますね。

高沢●そういう悩みもありますよね。私は，夫が家事をしてくれることはありがたいと思います。

宇田●今のお話を聞いていたら，家事を分担できないとか夫が手伝ってくれないというのは，もっと根本的に，一緒に子育てしようという認識が2人の間でできてないから，そんなことになるのかなと思いました。ひょっとしたらそういう感性の違いも，結構あるのかもしれませんね。他人同士の2人が夫婦になるのだから。

高沢●そうですね。夫は子どものお迎えに行ってくれたり，お風呂に入れてくれたり，洗濯物を干してくれたりしますね。出産後に認定資格を取るための研修が残っていた時も，子守をしてくれたりとすごく協力してくれました。

宇田●なるほど。今のお話を聞いて，「理解ある旦那さんでいいね」と言われる時には，家事をしてくれるから理解してくれているというのと，研修や仕事のことに関し妻を自由にさせてくれるから理解してくれているという2つのパターンの理解があると思いました。

高沢●言われてみれば，確かにそうですね。

宇田●家事も細かいルールについては喧嘩になるけれども，手伝ってくれるのは働いているパートナーに対する理解でやってくれていると思うんです。それから，パートナーが研修に行きたい，スキルアップしたいという思いを理解して，たとえ子どもを置いて出張に出かけても応援してくれている。それも，スキルアップしたいというパートナーを理解するということなのだと思います。

高沢●帰って子どもが寝てから，時々2人の時間になって「仕事でこうだった，ああだった」ということは，わりと話すような気がします。テレビを観るような時間はあまりなくて，夜にお茶を飲んだり，立ち話するなかで，「今日はこういうことがあった」とか話しています。

宇田●ご主人にとって，働いているパートナーである高沢さんはどういう存在に見えるのかな。

高沢●どう見えているのでしょうね。

宇田●フルタイムで働いているパートナーがスキルアップしようとするのを理解しているというか，認めてくださっていますよね。それがなかなか難しいという声がたくさんあるなかで，どうし

て高沢さんはご主人に認めてもらえているのだと思いますか。

高沢●なぜでしょうねぇ（笑）。主人自身もスキルアップの研修会に参加しているんですよ。主人は，私が「こういう講習会があるから受けたい。でも，日曜日は託児所も休みだもんね」と言うと，「ああ，いいよ。俺，見とくから」と言ってくれます。また，当院の課長は，高校生と中学生のお母さんなのですが，積極的に研修会などに参加していて，私のお手本です。

宇田●ご主人もスキルアップしていこうという方なのね。働くためにスキルを上げないといけない仕事に就いているから，分かるのでしょうね。

高沢●どう思っているのでしょうね（笑）。私，帰りが遅い日は，食事作りに手を抜いたり，スーパーのお総菜で済ませたりしていますよ。

宇田●ご主人は，スキルアップする高沢さんを見て，「彼女，またちょっと，スキルアップしたな」って思っているのかな。

高沢●どうでしょうか。そう思ってくれていたらいいな。

家族に理解，応援してもらうためには

宇田●そうやって，ご主人が子どもさんを見て，奥さんを研修に行かせてあげて，それなのに何も役に立っていないと思ったら，「行かなくていいんじゃない」って言うこともあると思うんですよね。

高沢●あると思います。

宇田●でも，そうならないのは，ご主人なりに高沢さんの変化を感じておられるからではないかと思いますけど。

高沢●それについては聞いたことがないのですが。どうなのだろう…。確かに，研修に行くと給料が上がるわけでもないですしね。

そういえば，独身の時に「なんで，そうやって研修に何度も行くの？」と聞かれたことがあります。私は，「あと何回か行ったら，基礎研修が終了するから」と説明しました。その時に彼は「しっかり修得するといいよ」と言ってくれました。そういう言葉があったから，お腹を抱えながらも，子どもが生まれてからも研修に通って認定作業療法士の資格を取れました。

宇田●日曜日に研修が入ると，生活のリズムが狂うじゃないですか。でも，高沢さんはさっき言っていた生活の質というところはなるべく崩さないように，リズムが狂う時でもやっぱり工夫するだろうと思います。そういうところも努力ですよね。

うちの主人は，私が外に出ることが増えて生活が変わってきた時に，「もうちょっと，出る日を減らしてくれないか」と言ったことがあります。

高沢●宇田先生は，どうされたのですか。

宇田●気をつけなくてはいけないと思いました。しかし主人はPTですから，私の作ったスライドや原稿を見たりした時に，やっぱり同じセラピストとして，「これはあなただからこそ，書けたり，話せたりする内容だね」と言ってくれました。

家族に理解，応援してもらうためにはきちんとしないといけないということです。誰でもできて，私でなくてもいいことだったら，やっぱり，「行かなくていいじゃない」と言われて当然だし，「あなたが行くべきだね」と言ってもらえることをしていたら，気持ちよく送り出してもらえると思います。講演会では，来てくれる受講生のために一生懸命に講義しますが，自分の家族の理解を得るためというのも，どこかで意識しています。

高沢●そうですね。家族の理解があって，できることですよね。

宇田●高沢さんのご主人もスキルアップをする人だから，そこは理解されやすいのかもしれません。

対談2 | 81

そういうパートナーに感謝しないといけませんね（笑）。
高沢●そうですね。
宇田●「両立」「理解」という言葉はとてもたくさん出てくるキーワードだけれど，ちゃんと考えるとすごく難しい。
高沢●本当に，難しいですね。

言葉ひとつ，表情ひとつで自分も相手も変わる

宇田●福岡青洲会病院では，仕事への取り組み方にfish哲学を採用しているということでした。fish哲学を実践している職場はほかにほとんどないと思いますが，fish哲学を知らなくても参考になるようことがあったら教えてください。たとえば，感謝の言葉を添えないといけないというのは，本当に大事なことですよね。
高沢●仕事を好きになり，感謝を言葉にし，人にしてもらって嬉しいことを自分もすることができ，仕事を楽しめればすごくいい環境になると思います。ドタバタしていても，できるだけ笑顔で。忙しい時でも楽しく，口角を上げ笑顔で，そんな対応ができれば，仕事も子育てももっと楽しんでやれるかもしれません。
宇田●悩みながら仕事をしていると，その引け目から，笑顔で，自分から感謝を伝えるのが難しくなります。すると，どんなに自分が忙しくても全部自分で我慢して抱え込んでしまうことにつながる場合もありますね。
高沢●そういう方も，いらっしゃいますよね。でも，我慢しないほうがいい気がします。
宇田●申し訳ないなと思ったら，落ち込む気分ではあるかと思いますが，「ありがとう」「本当に助かりました」という言葉に変えられるといいですね。
高沢●「助かりました」と言うだけで，全然違うと思います。
宇田●女性に限らないかもしれませんが，「働く女性は我慢しなさい」「言っては，駄目」という考え方ではなくて，そのような前向きな言葉の表現に変えてみるというのがいいかもしれません。
高沢●ひとつの手かもしれないですね。でも，そういうことが難しい方もいらっしゃるのでしょうか。
宇田●実際，高沢さんの経験上，そのほうがよかったのですよね。言わずに我慢したり，申し訳ない，私が悪いと言うのではなくて。
高沢●はい。できない時は，「ごめん，これをお願いしてもいい？」とか，逆の場合には「これは私がやっておくから」とか，そういう言い方ひとつかなとは思います。当院はfish哲学を導入しましたが，fish哲学を導入しなくても，そういう言い方や，対応の仕方が違うだけで，職場環境も違ってきますね。
宇田●そうですね。ところで，みんなの意識を変えていくきっかけになったことはありますか。
高沢●私は入職10年目ですが，入職したばかりのころは産休・育休を取る方はとても少なかったというイメージがあります。しかしある時，育休を取った男性が，仕事に復帰してから「子どもが病気なので休みます」ということがありました。そこから「あっ，男性も休みを取っていいのだ」「それでも仕事がこんなにできている」「書類ができている」「仕事が定時で終わっている」ということがだんだんみんな分かってきました。それで，急な休みでも対応できるようになったと思います。人数が多い職場だから，フォローができる体制をつくれるのかもしれませんが。
宇田●最初の人が勇気を出して休みを取ってくれたことで，「あっ，意外とできる」という感じになったのですね。しかし「休むけど，何も引き継ぎが

できていない」というのではダメですね。

高沢●はい。それだと「もうちょっと，事前準備してほしい」と不満に思う人が多くなりますよね。たとえば，育休に入るパパ・ママさんは，しっかり申し送りを行ってから育休に入られますし，引き継ぎ，申し送りはしっかりしていかないといけないという暗黙のルールはありますよね。残されたスタッフにかかる負担が大きいことは分かっていますから，まだサポートする側だった頃から，自分がそうなった時にはしっかりやっておかなくてはと思っていました。

宇田●職場づくりは，「こうしましょう」と言ってもすぐにできるものではなくて，絶対に努力と時間が必要です。そうやって時間をかけて努力を積み重ねていけば，働きやすい職場が増えていくかもしれません。しかし，職場でこういうことを話す機会も，あまりないと思います。

職場づくりは，みんなの意識と努力の積み重ね

宇田●fish哲学は，12年前くらいに始められたと伺っています。つまり，10年以上前からずっと継続的に取り組みをされてきたのですね。

高沢●そうですね。離職率を下げようという目的から，fish哲学が当院全体に導入されました。

宇田●先ほどお伝えしたように，おもと会の訪問リハ部門では，7年目以上の職員と3年以下の職員がほぼ同数です。どちらも20名近くいます。7年目以上の人たちは，"おもとイズム"というか，働き方などいろいろなことを含めて，さまざまな思いを受け継いでくれているから，それが新しい人たちにも受け継がれていると思うんです。

高沢●そうですね。若い人たちもしっかり見ているのですよね。

宇田●働きやすい環境づくりのためにかけてきた時間と，その意識を継続させるということがたぶん今，軌道に乗ってきています。それをきちんと保つために，個々人が努力しているのでしょうね。

育休が取れるからといって，みんなが気軽に適当に取ってしまうと，職場全体が崩れます。働きやすくなったなと思っても，それを継続させる意識をもたないと駄目なんです。だから，今後の職場づくりを真剣に考えていく時は，みんなの意識と努力が継続されていかないといけません。「良い職場だね」といっても，それは努力と時間の積み重ねがあってのことですから。その積み重ねは，まず誰かが仕掛けないとできない。

先ほどの話のように，女性ひとりが言い方を変えて，ひとつ行動を起こすだけでも違うと思うから，どんなに小さなことでも，やってみないといけないですね。働く女性に限らないことですけれどね。

高沢●Fish哲学では，患者さんやお客さんを楽しませる，患者さんに注意を向けるという書き方がされていますが，職場のスタッフ同士でも同じことが言える気がします。職場の中で同僚を楽しませたり，仕事が楽しいと思えたり，みんなで連携が取れたり，他職種間での情報共有ができたり，そういうふうに繋がっているのではないかと思いますね。

それから，当院では「fish賞」という賞を設けています。「あなたは，楽しく仕事をしています」「いろんな人とコミュニケーションがとれています」「親切丁寧な対応ができています」など，さまざまな理由で毎月1人職員を選んで，表彰する制度です。

宇田●それは1人の職員が，他の多くの職員に認められているということですね。

仕事に対する本人の心構えによって，自分も変われるし，職場も変わっていくきっかけができるのですね。fish哲学を学んでいない職場もたくさ

んありますけれど，そういう職場でも参考になるお話ですね。

自分が職場で求められる存在になる

宇田●「妊娠しました」「子どもが熱を出しました」などの報告を受けた時，職場が全員同じ気持ちで受け止められるかというと，正直難しい時があります。それは，報告するそのスタッフの日頃の仕事に対する姿勢によるのだと思います。職場はチームで動くところですので，いろいろな人がいるから，そこのバランスを取るのもなかなか難しいところがあると思いますね。

私は，正社員として働いている以上は，お互いに責任をもって仕事をするのが基本と考えています。その人がどういう仕事を普段しているかはみんな見ていますからね。しかし，仕事にウエイトを置きすぎると，今度は家庭のことが置き去りになるので，そこは調整しないといけないのですけれどね。

仮に，職場は職場，家庭は家庭と完全に分断できれば，ストレスはたまらないのでしょうか。でも，それはそれで難しい。家で大変なことがあったり，反対に職場で大変なことがあったりして，引きずっている人もいます。出勤して朝一番から機嫌が悪い人は，「家で何かあったかな」と気になります。

高沢●そういう人もいると思います。子育や仕事が大変で，頭がいっぱいになるのですね。

宇田●先ほどお話したように，両立できないと思うのは，時間的な面ではなく，精神的なところが関係していますね。たとえば，子どもと笑顔で接したいと思っているのに笑顔で接することができなかったら，両立できていないなと思うようになるのではないですか。だから，イライラしている時は「両立できていない」と感じてしまっている状態なんでしょうね。

高沢●自分は職場で求められる存在だと感じることも大切ですよね。「この職場には，あなたが必要なのよ」とか，「これはあなたしかできないから，あなたがいなきゃ駄目よ」と言ってもらえるかどうか。そういったところが，質にも関わってくると思います。自分が職場で求められる存在であれば，居場所ができ，自信にも繋がります。そうすると，仕事の質が高まって家庭との両立もできるのかな。反対に仕事がうまくいかなくても，子どもが元気にパワーをくれるので両立できていると思ってしまうこともあるかもしれません。

子どもや仕事…自分がどれにベクトルを向けていくのか，自分がどこに今，向けなければいけないかを判断して両立していきたいですね。

宇田●また，頑張るスタッフが妊娠した時には，それはそれで，気を使います。頑張るスタッフは，日頃から周囲にも頑張りを認められていますし，頑張っている自分を自分でも分かっているでしょう。その自分が妊娠して，つわりがきつくて仕事に出てこられないとなると，さすがにつらい。すると，「期待されている，頑張れる自分ではなくなる」と考えてしまい，無理して出てくる人もいます。

でも，無理して出てきても，実際には十分に働けない。だから「休んだらいいよ」と言うと，「ああ，もう必要とされない自分になったんだ」と思い込んでしまい，「私，やっぱり邪魔ですか？」となってしまう。妊娠中で身体的につらい時期は精神的にも不安定なので，余計にそう思ってしまうのです。

だから，頑張り屋さんのスタッフが妊娠した時は，私は「ギリギリまで，許せる範囲までなら来させてあげよう」と言っています。本人には，「いよいよ自分で，もうこれ以上無理って思ったら，

ゆっくりしたらいいよ」と話します。周りのスタッフも大変ですよ。本人は気をふりしぼって「お昼から来る」と言っても，来るか来ないか分からない。調整が大変だから休んでくれるほうが楽ということもあります。それでも，「もうお休みしたほうがいいですね」と本人が言うまでフォローします。

高沢●「十分頑張った」と褒めてもらうとか，先輩から一言もらうだけで全然違うと思います。

宇田●「自分1人だけの身体ではなく，赤ちゃんがお腹に入っているんだから，ちゃんと考えないといけないよ」って言ってあげたりね。自分のことを認めてもらいたいことは分かります。でも，お母さんになるのだから赤ちゃんのこともきちんと考えなければ，やはり両立とはいえないと思うのです。

子どもがいるスタッフの職場での過ごし方

宇田●今，子どもさんは何歳ですか。

高沢●1歳9カ月です。

宇田●一番可愛い時というか，目が離せない時ですね。

高沢●そうですね，目が離せません。1歳間近の頃よりも今のほうが自分でご飯を食べてくれるので，だいぶ楽になってきています。ちょこちょこ動くようになった今，家はおもちゃなどでごちゃごちゃしています。

宇田●今，お子さんは，どうされているのですか。

高沢●家を朝7時に出て保育園に預けて，18時ごろ迎えに行きます。

　残業は毎日30分と決めています。今は急性期病棟にいるもので，書類やカルテ業務が多いです。そういう仕事をお昼時間にやってしまう事もあります。

宇田●そうですね，お母さんOTたちは，お昼休みにやる人もいますね。

高沢●本当に今，私の職場でもご飯を食べ終わってから業務を行っているパパ・ママは多いですね。

宇田●ゆっくりする余分な時間がないんですね。

高沢●そうですね。まあでも，少しはお喋りもしますが（笑）。

生活のなかで，いかに工夫ができるのかがポイント

宇田●私は一番忙しかった時は，台所にノートパソコンを置いて，常にすぐにパソコンを見ていました。メールがたまったら大変だから，暇があったらメールをチェックをするというふうにしていました。

高沢●すぐたまるでしょう。

宇田●そう。子どもが小さい時は早く帰らないといけないので職場ではメールが全部見られない。家ではずっとメール画面を開きっ放しにしていました。原稿とかも，隙間時間があったらちょっと書くという感じ。でも，以前は10分空いたら何か書けたけれど，今は10分空いてもボーッとしています（笑）。当時は日曜日も，子どもが昼寝してる間にもすぐ打てるようにずっとパソコンを開けていました。

　子どもが中学生だった時に，書籍を出したんですよ。クラブ活動や塾の迎えに行くでしょう。その待っている間に，車の中で原稿チェックをしていました。携帯ライトをつけて，車の中でずっとチェック（笑）。でも，今はもうできないですね。あの時は体力があったのでしょうね。

　周りには，「よくそんな時間があるね」って言われますけど。やっぱり時間をつくろうと思ったら，このような時間を活用することになりますね。10分，15分あれば原稿チェックも何枚かできるし。

高沢●時間を上手に使える方は，すごいですよね。

宇田●最初の頃，車の中に携帯ライトをつけることを思いつかなかったから，電柱のあるところに車を止めてやっていました。上手に時間を使えるというか，無駄なところを省けるという感じがします。

それで，高沢さんは今お子さんを保育園に預けていて，どうしているんだろうとか心配に思うことはありますか。

高沢●もう気にならなくなってきています。最初は，「泣いているのかな」などと思いながら仕事をしていた時期もありましたが，今はもう慣れました。保育園に通い始めて3カ月になりますが，最初は保育士の方には「ほんとに，ご迷惑をおかけします」という感じでしたね。10時半か11時までの慣らし保育もどうにか半休と有給を使って乗り切りました。

宇田●それで，休みは週2日ローテーションで取られているということですが，休みの日は子どもさんとどうしていますか。

高沢●当院は365日ですので，土日出勤の日があります。土曜日は保育園に預けることができます。日曜日は保育園が休みですので，私が出勤の場合は子どもは主人とお留守番です。時には月曜日から土曜日まで，週6日預けていることも多々あります。

宇田●ご主人が，きちんと世話するのですか。

高沢●大丈夫です，安心です。食事も最初は離乳食やうどん，おにぎりなど優しい物しか食べませんでしたので，作っていました。最近は，なんでも食べるので，主人と外食しています。平日私が休みの時は，保育園に預け，その間に買い物して作り置きしています。そういう時は遅めに送って早めに迎えに行き，子どもとの時間を少しでも長くとれるようにしています。日曜日に主人と休みが合った時は，ちょっと遠出したり買い物に行ったりするようにしています。

子どもの成長と，女性が働くということ

宇田●特に男性は，終電で帰ったり，土日も出るという会社も多いわけですよね。ご主人はそういうことも少なくてよかったですね。

高沢●主人は小学校の教員ですから，そこは大丈夫です。主人が私より先に帰れる日は，息子を迎えに行ってもらいます。その後，私とバトンタッチして夜に仕事に戻ったり，運動しにいったりしています。

宇田●研修会などがある時は，どうされていますか。

高沢●何日に研修があるからと，事前に夫に伝え，予定を合わせています。

主人は日曜日しか休みがないので，それが子どもの面倒をみる時間となると，主人には1週間でまったく，1人の時間がなくなってしまいます。そういった時は日曜日の夜にバトンタッチして自分の時間をつくってもらうようにしています。

スケジュールは，家の冷蔵庫の前に書いています。喋らなくても，忘れないように（笑）。

宇田●そういう工夫はしますね。以前スタッフから，「私は研修に行きたいのに，主人が研修の日を忘れて喧嘩になる」と相談されて，「それだったらカレンダーを作ったらいいじゃない」と言ったら，「そうします」って。私も家族4人分のスケジュールをカレンダーに書いていましたよ。今は，子どもも家を出て，主人と2人の生活なので，毎年，私が先に主人のスケジュール帳に私のスケジュールを書き込みます（笑）。

宇田●高沢さんは，今が一番慌ただしい時ですね。

高沢●はい。

宇田●子どもを着替えさせたり，お風呂に入れたり，作業療法でいうと身体的な介助は今が大変だ

けれども，それがなくなったからといって楽になるわけではないんですよ。そのあとも，精神的なところの関わりが必要ですね。子どもは，「お母さんが笑顔で帰ってきてくれない」とか，「話を聞く時に向こうを向いたまま話を聞いてる」とか，大きくなってくると，精神的なところがすごく敏感になってくる。

　だから，子育ての大変さは中学生，高校生に成長していっても，しばらく続くんじゃないかなと思います。長女も，働き出してからも私にいろいろ相談してきたりします。特に母親は女性だから，ある種の女性の先輩のように思っているし（笑）。やっぱり私はずっと働くお母さんでい続けるのだろうと思います。私もだんだん，「娘に負けないように」と思うようになってくるし（笑）。働く女性としては，楽にはならず，ずっと気が抜けることはないと思います（笑）。でも，それが働く女性の働きがいでもありますね。

　今日は高沢さん自身と，高沢さんの職場のお話から，女性だけに限らず，セラピストが働きやすい職場づくりのヒントを見つけることができました。また，それを実践されている女性OTの高沢さんがいらっしゃること，職場があるということは，悩めるセラピストの勇気になると思います。貴重なお話をありがとうございました。

妻をサポートするパパOTの悩み

 「子育ては楽しいけれど，OTとしてもステップアップしたい」
悩めるパパ　OT 10年目　1児（2歳）のパパ

　2年前に子どもを授かった時，私はOT 8年目，妻は18年目でした。先輩OTでもあった妻は，職場の中でもそれ以外の活動でも，彼女なりに大切な役割をもっていましたが，妊娠後は多くのものを手放さなくてはなりませんでした。いわゆるマタハラとまではいかないまでも，現在テレビでも目にすることの多くなった問題を実際に目の当たりにしましたし，産休や育休の間もさまざまな焦りを口にし落ち込む妻のために何をしてあげられるのかを考えました。そこで私は，育休明けに妻が思う存分仕事ができるよう，正社員からパート勤務に変更し，子育てを担当することに決めました。

　しかし私自身，作業療法の面白さを感じていた頃ですし，それ以外にもさまざまな活動を行っていましたので，会議などの参加が難しくなると，さまざまな役割を手放さなくてはならなくなりました。元々，子どもは好きですので子育ては楽しいのですが，OTとしてさらなるステップアップをしたい自分との折り合いをつけることを難しく感じています。

女性OTをサポートして

 「互いに支え合い，高め合う関係づくりを」
Nさん　OT 11年目　2児（6歳，2歳）のパパ

　OTとして自己研鑽したい気持ちが高まる時に，一大決心をされた反面，もどかしさを感じておられること，強く共感できます。
　私は，11年目のOTで，もうすぐ3人目の親父になります。妻も同じ11年目のOTです。私は正社員，妻はパートとして勤務するため，立場は反対になります。ただ，妻はパート職員として限られた時間内，一生懸命に作業療法に取り組み，楽しいと話してくれます。必要であれば，私が子供の面倒と家事をこなし，参加したい会議と職場の飲ミュニケーションへの参加を応援しています。私も年々，職場の仕事以外にさまざまな役割をいただく機会が増えてきていますが，妻の会議と重ならないようにしています。妊婦でつわりが人並み以上にひどい妻が，私のために家庭と子を守り仕事

を支えていることに感謝しています。だからこそ、事前にスケジュールを調整し、OTとしての魅力を妻にも伝えてほしいので、最大限のサポートを行っています。同じOTであるからこそ分かり合えることも多いので、その強みを最大限に活かし、互いにOT力を高め合えるのではないかと思います。

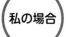 **「1人で我慢せず、夫婦でよく話し合っては」**
Kさん　OT 26年目　3児（18歳，15歳，13歳）のパパ

　私は26年目、妻は25年目のOTです。高3，高1，中1の3人の子育て真っ最中です。末っ子には障害があり、寝ている以外は常に介護が必要な状態です。妻の退職を考えた時もありましたが、「家にこもるとろくなことを考えない。外で働いている方が気分転換になっていい」という妻の希望を尊重して、12年目にパートなりました。私は、お弁当作りで朝の早い妻に代わって仕事から帰ったら家事をこなし、毎日寝るのは午前様。休日に研修など参加するにも、綿密なスケジュール調整が必要です。さすがに体力・精神的にも限界がありバリバリ第一線でというのは不可能です。仕事か家庭か、私たちも悩んで話し合い試行錯誤したうえでの今の生活です。我慢もストレスもありますが、そんなときはよく話し合いベターな答えを見つけ、納得するようにしています。

　決断時にお2人で話し合われたかと思いますが、奥様をサポートされている優しいご主人であるため、なんらかの我慢をされて決断されませんでしたか？　一方だけがストレスをもち続けるとだんだんギクシャクしてきます。今のお気持ちを素直に話して、もう一度お互い意見交換されるのはいかがでしょうか？

 「決断とは捨てること。前を向いて進みましょう」
Kさん　OT 43年目　2児（35歳，32歳）のパパ

　あなたがそう決断した以上、前を向いて進むことです。引きずっていてはいけません。あせる気持ちも分かりますが、胸にしまい込んで、子育てをやり遂げてください。子どもが好きだとのことですし、子育てを楽しんでください。応援してくれる人もきっ

といると思います。

　とはいえ，よく決断なさったと思います。そもそも決断とは捨てることです。選んだものと同じくらい大切なものを捨てることになるからです。ただ，あなたの場合は，臨床家OTとして，最も大事な臨床感覚は少なくともパートで継続されているわけです。また，パートになってこれまで見えてなかったものが見えてくることもあると思います。これからも共働きを続ける以上，子どもが中学生になる頃までは，学校行事や子ども会，職場やOT会での活動，そして家事を夫婦で分担してこなしていくことになるでしょう。私たち夫婦も，子ども達が寂しい思いをしないようやりくりしたように思います。大丈夫ですよ。

生活のヒント
「今一度，夫婦で向き合う」

　日々「働く女性OTを応援したい」とアピールしているためか，全国さまざまな場所で，女性からの悩みや，頑張っているお話をお聞きする機会が増えています。しかし，ここ最近，男性OTから「子育てとの両立」「妻の仕事のサポート」などで，いろいろOTとしてやってみたいことが増えている時に自分の時間が割かれて，ストレスを感じていると相談を受けます。

　しかし，悩んでいる男性は，悩んでいる自体，少なくとも女性が働くことを理解していたり，サポートしたいと考えておられるということです。また，奥様もきっとサポートしたくなるような働きぶりをされているのでしょう。だからこそ，そんな妻に自分の心境を伝えるのは，気が引けてしまい，誰かに打ち明けておられるのかもしれません。

　みなさんのそのお気持ちを，今回のアドバイザーのみなさんが共通しておっしゃっているように，「夫婦で話し合い」「調整」「分担」「高め合い」などのキーワードをヒントに今一度，ご夫婦で向き合われるのもいいかもしれません。

宇田　薫

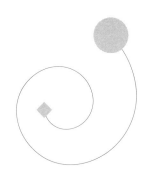

職場でざっくばらんにディスカッションしてみました！

雑誌連載の企画において，複数の相談者の方に悩みを投稿していただき，その悩みに対して毎回3名のアドバイザーの方から，コメントを頂いています。

会ったこともない相談者の悩みに丁寧に答えてくださるアドバイザーの皆様には毎回，頭が下がる思いです。このようなアドバイザーの皆さんが各職場にいらしたら，OTはきっと，今よりもいきいきと働けるのではないでしょうか？

本日は，私の法人内の訪問リハビリテーションスタッフで「女性に限らず，すべてのスタッフがいきいきと働けるために」をテーマに，「みんなが相談者」「みんながアドバイザー」のようなディスカッションを行った時の様子を少しご紹介したいと思います。

> 当法人の訪問リハビリテーション部の構成
> （4事業所30名のスタッフ（年齢27～52歳））
> 女性：男性＝20：10，OT：PT：ST＝15：13：2
> 主婦：10名，子育て中ママ：6名，
> 子育て中パパ：5名
> 訪問リハ女性スタッフが出産した子どもたち：6名
> 家族の看病のために休暇をとったスタッフ：複数名

●ディスカッションへの導入

いきなり「さあ，日頃思っていることを話してみてください」では，なかなか切り出せないため，まずは私自身のOT人生25年を振り返りながら「結婚・妊娠・流産・出産・子育て・自身の交通事故・親との死別・大好きな叔母さんの看取り」のことを紹介し，管理者としての立場から「妊婦スタッフがいるときの，本人と周囲のスタッフの守り方について」「家族の介護・看病が必要となったときの体制」など，悩みを投げかけながらディスカッションへとつなぎました。

「スタッフから出た質問」と「それに対するアドバイス」

「妊娠した時は，担当する利用者の変更などするのですか？」（妊婦スタッフがいない事業所からの質問）

「移乗などに，介助量が多い利用者については担当変更をします。そのほか，妊婦自身が負担に思うことは，正直に申し出てもらえると管理者も助かります」

「人によって違うとは聞きますが，妊婦さんの体調のことは分からないので，どこまでフォローしてあげればいいのか分かりません」

「体調には個人差があります。そして「頑張り加減」にも個人差があります。頑張り屋さんは，かなりつらくても休まずに頑張るので休むように促したいですが，自分が「まだ頑張れる」と思っている時に休みを促すと「居ると邪魔ですか？」と捉えてしまうこともあるので，頑張り屋さんにはある程度の頑張りをさせてあげています。見守る方は心配ですよ。体調については，正直にその日その日の状況を教えてもらえると助かります」

「子どもの急な発熱などで，仕事を休まなくてはならないときは利用者さんに迷惑がかかりませんか？」

「スタッフ数が少ない事業所は難しいかもしれないけど，複数スタッフがいる事業所は，みんなで分担すれば，利用者にお休みをお願いしなくても，なんとかカバーできますね」
「1人の利用者を複数のスタッフが把握している体制なので，代行が組みやすいです。」
「そのためには，日頃から丁寧なサービス提供を心がけているので，時間変更をお願いする際，他の利用者にも協力が得やすいですね」
「急に休みになったときのことを考えて，カルテは分かりやすく記入・整理しています」

「独身スタッフは，いつもカバーする側になりますが，不満などないですか？」

「お互い様ですから」
「みんな，いつも頑張っているので，気持ちよくフォローできます」
「日頃の仕事に対する姿勢によって，周りがフォローしてくれるときの気持ちにも影

「響を与えますね」

「自分しかできない仕事があるときは，病み上がりの子どもを病児保育に預けてしまいます。利用料金が高いのが悩みです」

「そこまでして出勤しているとは知らなかったです。遠慮せず，相談してみてくださいね」

「子どものために休むと自分の休暇はとれないし，自分自身の体調不良で休むこともあるので，プライベートの休暇がとれていないのではないでしょうか？」

「子どもの体調管理にはとても気を付けています。度々休む人の話を聞いていると，子どもを夜更かしさせていたりするので，もう少し子どもの生活を管理して欲しいと感じるときがあります。うちは，好き嫌いなく何でも食べられるように工夫しています」

「在宅の利用者さんの全身状態の管理と同じで，睡眠・食事・ストレスをためさせない，など，在宅で健康に過ごすための基本ですね」

「転居したので，ちょっとしたことも近所には頼めないのですが，皆さんはどうしていますか？」

「学校の保護者などとつながりがもてるようになると，助けてもらえることも増えると思うので，積極的に親同士のつながりをつくるようにするといいですよ」

ディスカッションを終えて

　仕事を休むということは，子どもの病気だけでなく，親の介護，自身の体調不良など，理由はさまざまであるため，すべてのスタッフがその対象となります。体調不良においても，妊婦さんだけではなく，他のスタッフが体調不良となり十分に働けないこともあるので，すべてのスタッフがその対象となります。そう考えると，すべてのスタッフが働けるためには，「互いに思いやり」「自身の仕事に対して常に丁寧であること」「自身，家族の体調管理を心がける」などが共通するのだと考えられます。そんなことを，みんなで振り返れた時間でした。

　読者のみなさんも，ぜひ一度，職場でディスカッションしてみてください。

宇田　薫

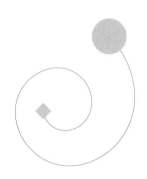

妊娠中のOTが働ける職場づくり
―管理職OTの立場から

妊娠中のOTの悩みの中で，必ず「管理職の妊婦に対する理解や配慮の乏しさ」が挙がってきます。今回は，「妊娠中のOTさんに対して配慮されていることや，困っていること」について，管理職の方々に聞いてみました。

管理職として，妊娠中の女性OTをサポートして

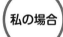

子育て世代にも，独身職員にもライフワークの尊重を
Tさん　30歳代　男性管理職

　私たちの病院には，総勢100名弱の療法士が働いています。ここ4〜5年にかけて，結婚する人，出産する人，育児休暇をとる人，時間短縮勤務をする人など，1人ひとりのライフワークに合わせて働き方を考える必要性を感じています。そのような職場環境の変化に伴い，病院全体として託児所の整備，柔軟な働き方など妊娠，子育て世代にとって働きやすい職場環境づくりに取り組んできました。

　管理者として，妊娠・子育て中であっても働きやすい環境をどうつくるかいつも悩んでいます。特に，ママ療法士が働きやすい環境をつくることを優先的に考えています。そして，管理者として病院と交渉することもあります。病気を抱える子のため病児保育の開設，家事との両立が難しい人のため時間短縮勤務の延長など，働きたいというママ療法士の想いに共感することもあります。

　しかし，管理者として子育て世代ばかりを気にするわけにはいきません。子育て世代が子の急な病気や学校行事などにより休みを優先する中，独身職員の想いをくみ取る必要性もあると感じています。このように，子育て世代と独身職員の両者が思いやりながら働ける職場づくりについて，いろいろな方の取り組みや考えを，もっと知ることも大切だと感じています。

明確なコンセプトを継続し，実行する
Sさん　40歳代　女性管理職

妊娠時の症状は個人や時期によっても違い，そのことは私自身も経験してきました。
　現在，私は20歳の子をもつ母であり，仕事場では管理職にあります。「"生命は大切にされるべきもの"であり，未来を背負う子どもたちを守ることが大切！」というコンセプトのもと，妊婦さんをスタッフで応援する雰囲気づくりに努めています。
　また，妊婦さんに対しては話し合いをしながら，体調に合わせた仕事内容を工夫しています。たとえば，つわりの強い時期はADL全介助レベルの患者さんの訓練は避け，安定期では移乗動作などはスタッフがカバーし，できる訓練をしてもらうようにしています。「できない部分だけをフォローしてもらう」という考えです。これらの配慮と同時に，妊婦さんには，他のスタッフの支えがあって仕事内容の工夫が可能であることも時間をかけ，伝えるようにしています。
　また，管理者としては，妊婦さんを支えるスタッフの存在により職場が安定するのであって，このスタッフたちの心と身体の健康を守る日々の対応も大切だと考えます。このような意識が功を奏してか，妊婦さんの発言や行動で困難を感じたケースはほとんどありません。管理職がぶれない考え方を示し，それを継続して実行することが大事なのかもしれません。

価値観の違いを共有し，"相互理解と思いやり"の育成を
Yさん　50歳代　男性管理職

　「それって，ちょっとおかしくないですか？」「だったら，私も勝手に休んでいいのですね…」。
　妊娠・産休に限らず育児中に至るまで，油断するとこのような意見が職場に出ることがあります。大抵は筆者が忙しく，スタッフへの目配りや気配りが不足している時に生じます。スタッフも人の子，考え方や価値観は皆異なります。
　自分にとっては当たり前でも，人にとっては当たり前ではない…。そんな，単純なことをひとつの職場で共有できるようになるためには，誰よりも職場長の姿勢が明確で公正であり，かつ個別性に配慮した細やかな処遇ができることが大切だと思います。
　急な欠勤の対応や配慮人事は，ある人にとっては「当たり前の権利」であり，また別の人にとっては「わがままで自分勝手」なことになります。どちらが正しく，どちらが間違っているわけではありません。そのどちらもが本音であり，それは相互に矛盾します。

だからこそ,「助けられる人と助ける人」がいて職場は回っており,その立場は「お互い様」であり,しかし「完全な平等は存在しないこと」をスタッフに適切に伝えていく必要性が職場長にはあります。

「相互理解と思いやり」を職場に育成することが今,求められているのでは…と思います。

生活のヒント
「お互い様」「支える」「思いやり」

今回,まず管理職が悩みながらも,常にこのテーマを意識し,職場でも表現し続けることが必要だと感じました。「うちの管理職は,妊娠中のOTについて,何をどう考えているのか?」という職場では妊娠中のOTもサポートするスタッフも混乱し,時には心ない言動をとってしまうのかもしれません。

また,「お互い様」「支える」「思いやり」と,3名が共通する表現をされています。これらは,妊娠中のOTに限らず,人として,OTとして関わるすべての対象者に必要な情意部分の教育であるということです。今後,女性関連の制度が整備されたとしても,現場に「お互い様」「支える」「思いやり」が欠けていては,誰もが働きやすい職場づくりは難しいのではないでしょうか? 少し,言葉にするには照れくさいかもしれませんが,まず管理職の方から表現してみてはいかがでしょうか?

宇田　薫

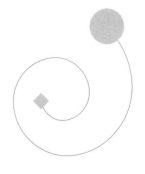

先輩女性OTのみなさんへ
―あなたの存在が力になります

　ここ数カ月，不思議なことに，以前出会った「ひとりで悩んでいた女性OT」に偶然，再会することが続きました。彼女たちと私の出会った時の関係は，Aさんとは研修会などで時々顔を合わせて談笑する関係，Bさんとは研修会の講師と受講生（初対面）という関係，Cさんとは顔は存じているものの深く話したことはない関係でした。そんな彼女たちから当時，悩みを打ち明けられたのですが，内容の細かな部分は覚えていないものの，その瞬間瞬間，つらい状況を共有した感覚だけは鮮明に残っています。そのためか，彼女たちと再会した時にもその感覚が蘇るのですが，あの時の「悩んでいた」彼女たちとは違うことが瞬時に分かるほど，表情が素敵になっていました。

宇田　薫

悩んでいた彼女たちとのエピソード

1. 体調による仕事のスタイルの変化に悩んでいたAさん

　Aさんは，いつも精力的に活動されており，「考え方がスマートな人」「表情だけでも周囲を元気にできる人」「輝いている人」という印象でした。私も同世代の女性として影響を受けていました。

　そんな彼女から，ある研修会で出会った時に，「ちょっと聞いてほしい」と声をかけられました。その時打ちあけられたのは，自身の体調が理由で，今の仕事のスタイルが継続できないということでした。私は，「今と仕事のスタイルが変わったとしても，きっと，自分なりにできることがあるはず」と声かけをしました。しかしそれよりも，ただただ，その場で2人で涙したことだけが強く記憶に残っています。

　後に再会したAさんは，新しい場所で「輝いている人」でした。そして，あの悩みを打ち明けられた瞬間のことを思い出し，また2人で涙しました。その後も会う度に涙してしまいます。「いつまで2人で泣くんだろう」と，今では2人して呆れるほどです。

2. 出産の時期に悩んでいたBさん

　Bさんは，ある研修会で，私が講義を始める前に「働く女性OTを応援します！」と自己紹介したのを聞いて，懇親会後に駆け寄ってきました。「研修内容だけでなく，宇田さんの『女性を応援する』というメッセージが嬉しかった」と。子育てママでありながら研修会にも積極的に参加し，向上心に溢れる彼女。しかし彼女は，今後の出産のことで悩んでいました。2人目を考えるころが，ちょうど仕事が充実してくる時期に重なる女性OTは多くいます。

彼女も同じでした。私は，「出産の時期に悩む人には多く出会ったけれど，出産後，『この時期には出産したくなかった』と聞くことはないね」という声かけをしたと思います。その場でBさんが決断されたわけではなく，「話，聞いてもらえてよかったです」と言われ，別れました。その後，連絡を取り合うこともありませんでした。

偶然，再会したのは3年後でした。お名前はすぐに思い出せなかったものの，私の方から「悩んでいた彼女！」と発したほど，彼女のことは印象に残っていました。Bさんからは「あの後，気持ちがふっきれて，もう1人出産しました！」と，なんの迷いも感じさせない報告がありました。そして彼女は，また懇親会後に駆け寄ってきて，抱き合って別れることになりました。「私はもう大丈夫ですよ！」と言う彼女の笑顔に私の方が元気をもらいました。

3. 子育てと管理職の両立に悩んでいたCさん

Cさんの時は，人づてに管理職を降りるということを聞きました。理由は，子育てしながらでは管理職が十分に全うできないとのこと。しかし，周囲のスタッフからの信頼は厚く，「サポートするので管理職を続けてほしい」と希望されているとも聞きました。

あまりお話ししたことのないCさんでしたが，「スタッフがあなたに管理職を続けてほしいと希望しているということは，日ごろ，それだけの仕事をあなたがしている証拠。自信をもってスタッフの言葉に甘えてみてはどうでしょう？」「あなたの『頑張りすぎないけれど，甘えすぎない』姿勢を見せれば大丈夫」とメールを差し上げました。Cさんから相談を受けたわけではなかったので，内心おせっかいだったかなという気もしていました。

しかし数日後，「管理職，今後もチャレンジしてみます」「勇気をもらいました」という返信が届きました。Cさんの自分なりの"管理職の姿"をつくっていかれる様子に，いろいろなママ管理職の姿があふれる現場になってほしいと思いました。

後輩OTに応援メッセージを

彼女たち3人に共通することは，悩みを打ち明けられた私には，直接助けてあげられることは何もなかったということです。ただ，打ち明けられた，その瞬間は，「真剣にあなたに向き合い共感し，応援している」というメッセージを届けたつもりです。

ベテラン女性OTのみなさんへ。きっと近くに，「1人で悩んでいる女性OT」がいると思います。彼女たちから悩みを打ち明けられるような先輩，ちょっとおせっかいかもしれないけれど応援メッセージを送れる先輩に，是非なっていただきたいと願っています。私たちベテラン女性OTが，「共感し応援する」だけでも，悩める彼女たちには，大きな大切な力になることがきっとあるはずです。

将来の出産・子育てなどへの悩み
―独身 OT に聞いてみました

私の悩み いつも「サポートする側」の女性 OT の悩み

　連載では毎回,「妊娠」「子育て」「介護」をしながら OT として働くことに悩んでいる方々からの悩みを紹介し,アドバイザーからアドバイスをいただいています.今回は,初めて,いつもその方たちをサポートする側にいる皆さんの中から独身 OT の方々の不安や悩みをいただきました.

　今回の3人の方々の職場は,「妊娠」「子育て」「介護」をしながら働き続ける職員が多い環境であるため,両立されている仲間が目の前にいるのですが,自分に置き換えてみた場合,どのようなことを考えられるかお聞きしてみました.今回と次稿「その時の状況において輝ける自分を」の2回を通して,両方の立場の方々が不安なく働ける職場づくりについて考えてみたいと思います.

私たちの経験から

 まだまだ,自分にはイメージできない
Kさん　OT1年目

　社会人になって早1年が経ちました.職場は,勤務時間外の院内教育研修会や伝達講習会などもあり,病院全体として勉強にとても積極的な環境です.その中で,お子さんがいらっしゃる先輩方が,保育園のお迎えで業務終了時間に合わせて慌ただしく帰って行かれたり,日曜出勤の頻度で悩まれている姿を見受けます.もし,経験年数の浅い私がすぐに「妊娠・出産」を迎えるとしたら,体調不良や産休,子どもの行事などで休みを頂かなければいけなくなることは申し訳ないと思います.また,学ぶ環境が整っているのに参加できない,それによって周囲との差がつくということを考えると,「結婚」でさえも遠いように感じます.しかしその反面,産休を終えて仕事へ復帰している先輩方の中には,学会発表をされている方も多くいらっしゃいます.その姿を見て,とても励みになるのと同時に憧れのような気持ちも抱きます.妊娠・出産は女性にとって憧れの経験ですが,今の自分にはイメージできず不安です.

仕事はセーブすべきなのか
Yさん　OT 5年目

　現在，急性期病棟に勤めています。配属直後はOTとしての役割が分からず不安でした。しかし，周囲の指導もあり，少しずつ急性期という場でのOTとしての視点を自分なりにもち，患者様と関わることができるようになり，今は仕事に対してやりがいを感じている毎日です。

　一方，仕事の日は急な残業は頻回で，定時に帰れるのは月に1～2回，週末の休みは勉強会などでプライベートな時間が確保できていない状況です。現在は独身ですが，いずれは結婚し子どもも欲しいと思っています。しかし，今の状況ではプライベートな時間が少なく，将来の結婚・出産などのイメージができません。

　仕事には満足していますが，自分の将来についてどのように考えていったらよいのか…。特に子どもに関しては年齢的なことも気になりますし，仕事に関する時間をセーブしプライベートを充実させる方がよいのか，今のままでよいのか悩んでいます。

自分がサポートされる時を考えると…
Kさん　OT 10年目

　OTになって10年，現在まで急性期・回復期・外来・デイケアとさまざまな環境で働かせていただいています。どの場所でも多くのことを学ぶことができ，常に試行錯誤しながら患者様に向き合い，治療をしており，OTとして充実した日々を送っています。研修会や講習会にも積極的に参加し，仕事中心の生活をしていますが，今後，結婚・出産などのライフイベントに伴い，現在と同じ力を仕事に向けることができるかが不安です。

　周囲の女性スタッフをみていると，家族の協力を得ながら以前と変わらないスタンスで働けている人もいれば，そうでない人もいます。客観的にみていて，家族の協力だけでは負担が大きすぎると思う場面もあります。私は現在独身なので，家庭が忙しいスタッフを支える側ですが，将来の自分のためにもどのようなサポートが女性が働きやすい職場づくりにつながるのか，具体的に考えていけたらと思っています。

生活のヒント

サポートしつつも将来には不安が大きい状況

　いつも、「妊娠」「子育て」「介護」の両立に頑張っている方々を快くサポートしてくださり、頑張っておられる姿を理解されている皆さんも、自分が同じ状況になることに対しては、不安が大きいことが分かりました。

　次回は、これらの不安の解消につながる、誰もが働きやすい職場づくり、サポート方法を意識できるようなアドバイスを紹介したいと思います。

宇田　薫

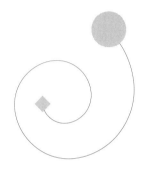

その時の状況において輝ける自分を

いつも「サポートする側」の女性OTへのメッセージ

　前稿では，子育て中の女性セラピストをサポートしているが，自分の結婚・妊娠・出産と考えると，イメージできなかったり，不安が大きいという3人のOTの方の声をご紹介しました。少しでも不安を取り除いていただけるようにと，今回は，2名のママOTからメッセージをいただきました。

私たちの経験から

 ### 女性OTからワーキングマザーモデルの発信を！
Mさん　OT 18年目

　OT 11年目で結婚，13年目で第1子出産，15年目で第2子出産し，現在18年目となります。結婚した時から，リハ科長として臨床と管理職業務にあたっています。独身時代は，仕事が恋人のような生活を送っていました。結婚しても出産するまでは同じような生活でしたが，出産後，私の価値観は大きく変わりました。子育ても今の自分に与えられた大切な仕事だと思い，ワーク・ライフ・バランスを意識するようになりました。

　5年後に自分がどんな人生を送っていたいのか，それを考えることで，今何を優先すべきかが明らかになってきます。今はこういう時期と割り切ることも大切です。私は時短勤務をしながら仕事を続けていますが，管理職としてキラキラ輝くワーキングマザーとしてのロールモデルになれればと思っています。誰かが発信しなければ，周囲は気がついてくれません。あなたにも，その発信する力はあります。一度きりの人生です。OTとして，そして女性として後悔のないように自分の人生を選択していきたいものです。

私の場合 **その時々において優先する時間を変化させる**
Yさん　OT 9年目

　私は3児の母で，第1子をOT 2年目で産みました。妊娠・子育て中は研修や勉強会にはあまり参加できていない状態だったので，不安もありました。また，子育てと仕事との両立は難しいと思っていました。将来を考えた時に，この先も，OTとして働き続けたいと思っていましたので，最初のうちは少しでもOTとして関われる時間を設けて，子どもに手がかからなくなった時に，仕事に全力で向き合えるようにと考えていました。

　今は，日々の臨床で患者さんに関わることで，経験を積むことができていると思います。興味があることや気になることは，独自に調べたり，同僚や先輩から教えてもらったりして知識を深めていきました。勉強をする時間は減りますが，どんな環境でも学ぶことはできると思います。悩んでいる方は，今は，プライベートか仕事かを考えた時に，優先したいほうに時間を割いていくのがいいと思います。将来の自分を考えることで，考え方も変わっていくのかなと思います。がんばってください。

生活のヒント
今，置かれた状況で輝きましょう！

　今回メッセージをくださったお2人は，Mさんにおいては現在科長職，Yさんにおいても3人の子育てをしながら臨床経験9年目のリーダー的な立場です。出産に限らず，働き出して間もないころにブランクがあるのはとても不安です。中堅の時期はOTの面白みが出てきたころなので，この時期も不安です。そしてベテランになった時も，管理職やリーダーが職場を不在にすることは不安です。裏を返せば，「この時期はブランクがあっても大丈夫」という時期はないのだと思います。私たちは専門職です。一生，自己研鑽を続けなければなりません。しかし，そこでブランクがないよう続けると考えるのではなく，その時の自分が置かれた状況に応じて優先させるもの，時間を割くことのバランスをとりながら自己研鑽を途切れさせなければよいと考えるのはいかがでしょう。

今回のお2人も，研修会や時間外の勉強会に参加できなかった時期もあるでしょうが，日中の8時間勤務の中で学ぶことを忘れずに過ごされていたのだと思います。

お2人は，子育て中は自己研鑽を諦める前提ではなく，子育てしながらでも学ぶ前提でいらしたので，（今回は紙面上，紹介していただけていませんが）きっとさまざまなつらい時期も乗り越えられたのだと思います。

前稿の，不安を抱えておられた3名の女性OTの方々は，みなさん，現在はサポートする側ですが，今後，みなさんがサポートされる側になった時，きっと「サポートしてもらう」だけでなく，同じサポートが必要な同僚への思いやりや気遣いもできることでしょう。また今，不安があるのは「働き続ける自分」を想定されているからでしょう。きっと今，すでに輝いているのではないでしょうか？　まだまだ女性OTが働くには厳しい環境かもしれませんが，その中でも輝く女性は増えています。前回の3名のみなさん，そして今回のアドバイザーの方々ともども，これからも，置かれた状況で輝いてくださいね！

宇田　薫

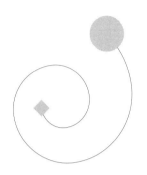

産休・育休中における「生活行為」

私の悩み 産休・育休を通して作業療法を学ぶには？
悩めるママ　OT 13 年目　1 児（2 歳）のママ，第 2 子妊娠中

　現在，臨床 13 年目で，2 歳の男の子の育児をしつつ第 2 子妊娠中のママ OT です。整形外科回復期で，時短勤務をしています。第 1 子の時は 1 年 5 カ月の産休・育休を取得し，今回も 1 年間の育休を取得する予定です。第 1 子の育休中は，すべてが初めての経験で仕事のことを考える余裕がありませんでした。そのため，復職の際は，臨床から離れてしまったという焦りに加え，人事異動で今までとは異なる分野の知識が必要になったこと，さらに育児・家事と仕事の両立は精神的にも体力的にも大変でした。

　一方，生活行為向上マネジメント（management tool for daily life performance；MTDLP）を学ぶうちに，OT には専門的な知識も必要ですが，自らの日常生活においても学べることが多くあるのではないかと感じるようになりました。そこで，今回の産休・育休中は，「生活」に集中できる絶好の機会と考え，臨床や文献からだけでは分からないことを学べないかと考えています。産休・育休を通して，作業療法に通じる学びを得ることができるような具体的な視点や方法を，先輩ママたちにアドバイスいただけると心強いです。

出産・育児の経験から

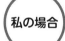 **生活行為への視点や，治療をのばすヒントに**
Y さん　OT 12 年目　2 児（6 歳，3 歳）のママ

　私も，同じく 2 児の母です。産休，育休中でも学びたいというお気持ちにとても共感しました。1 人目のお子様を出産，育児されているのでお分かりだと思いますが，出産や育児は何ものにもかえがたい，とても貴重な経験です。昨今，患者様の主体性に重きを置き，また活動や参加といった生活行為に焦点を当てたリハビリテーションが重要とされています。その中で，出産や育児の経験が臨床に活かされないはずはありません。生活行為に向けたアプローチの一助となることでしょう。同じ年代の患者様を担当した際には，自宅での生活においてどのような生活行為が必要になってくるのか，またどのような生活行為に重きが置かれてくるのかが，手に取るように分かる

のではないでしょうか。

　また，これは個人的な見解ですが，赤ちゃんの発育過程は，脳血管疾患の回復過程と似通っているところがあると思います。私は，自分の子どもの発育を観察しながら，治療のヒントにしたものです。出産，育児は大仕事ですが，間違いなくOTとして成長させてくれるものだと思います。まずは無事の出産を祈っています。頑張ってください！

子どもは，新しい交流をつくってくれます
Kさん　OT 14年目　1児（2歳）のママ

　休暇中もOTとして学びたいという姿勢に，頭が下がります。私も，自分の経験を振り返ってみます。MTDLPは，聞き取り・アセスメント・プランと進めますが，意外と難しいのは聞き取りだと思います。対象者の思いに近づき，希望をもって取り組むことを支援するには，提供側のコミュニケーションスキルや作業の幅が大事と感じます。

　MTDLPの事業で「興味関心チェックリスト」を見ていた時，OT以外の方たちから「もう少し，くだけていた方がよい」「作業はもっとある」などの声が聞かれました。教科書的な発想では，人間の興味関心は計れないと思いました。

　私は，休暇中の子どもとの外出で近所の方々と話すことが増えたり，子育て支援センターに通っていろいろなママさんたちと出会いました。そこで，さまざまな生活様式や趣味などの活動を知ることができました。子どもは，職場だけでは知り合えない人との交流をつくってくれます。私も，子育てを通じて自分の作業の幅をさらに広げていきたいです。

「人生経験の引き出し」を増やしましょう
Hさん　OT 10年目　1児（2歳）のママ

　私自身，MTDLPに熱心に取り組み，作業療法の効果，意義について実感していた矢先に妊娠が判明。思いがけない仕事の分断に複雑な想いでした。しかし，子育てを通してこれまで体験したことのない世界に触れ，さまざまな価値観をもった方々と関わるようになり，物事の感じ方，捉え方もずいぶん変わったように思います。復帰後，

新たにMTDLPを用いた関わりを再開しましたが，妊娠前とは明らかに「生活行為の意味」を考察する視点が変わりました。

　必要な生活行為は，人それぞれの経験やエピソードが培った価値観に基づくものが多いので，それに寄り添うためには，自分自身の人生経験の引き出しの数も必要だと実感しています。2児の子育て，さぞ奮闘されると思いますが，日々の何気ない暮らしや気づきを楽しみ，これを紡いでいくことがOTとしての深みにつながっていくのかな，と思っています。お互い，がんばりましょう！

生活のヒント
産休・育休は「生活」を意識し，捉えなおす期間

　MTDLPに取り組むOTが増えている中，今回，ママOTのみなさんも熱心にMTDLPに取り組んでおられることに正直驚いたのは，私自身が「ママOTは忙しいから，MTDLPには取り組んでいないだろう」とどこかで勝手に決めつけていたからかもしれません。まして，自分の生活や育児からMTDLPにプラスになることを見つけようとされている前向きな姿勢に，本当に恥ずかしくなりました。産休・育休中は現場から離れる時間であり，OTとしての成長が中断してしまうような焦りから，子どもに優しくなれない瞬間を生じさせるかもしれません。しかし，今回のように「生活」を意識して捉えながら過ごす時間と考えると，現場から離れることに不安を抱くことは決してなく，育児という生活を十分に楽しんでいただきたいと思います。

　育児休暇中のほか，子育てや介護，自身の体調管理との両立など，人それぞれ，仕事に重きを置けない時期は焦りや不安でつらくなることもありますが，MTDLPの存在は，そういう焦りや不安を軽減させてくれる，OTには貴重なツールと感じました。

宇田　薫

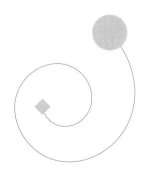

勤務外での，気になるお子さんとご家族への関わり方

私の悩み　OTとして社会貢献できない自分に不甲斐なさを感じます
悩める女性OT　OT 27年目　1児（中学生）のママ

　息子が保育園に行っていた時のことです。同じクラスに，明らかに「広汎性発達障害」の子がいました。その子のママが医療職だったこともあって，話が合い，家族ぐるみで遊びに行くほど仲良くなりました。

　ある時，その子の特有な行動について，そのママに療育の話をしたところ，「3歳児健診で何も言われなかった」と，その後の関係が気まずくなってしまった経験があります。

　一方，すでに自閉症と診断された子の家族とも仲良くなりましたが，その子のママからはいろいろな相談を受けるなどして，OTである自分をうまく生かすことができ，今でもお付き合いが続いています。

　今，小学校に通う息子の授業参観などに行くと，授業中の姿勢をはじめ，「この子は…」と気になるお子さんが何人もいます。学校側の取り組みもあるし，個人情報の問題もあるし，私自身の過去の失敗経験から，特に学習障害に対する親御さんの捉え方は個人差が大きく思え，関わりを避けてしまっています。

　皆さんは，どうされていますか？

私たちの経験から

私の場合　真摯に向き合うことで，きっといつか心の支えになる
Nさん　OT 17年目　1児（8歳）のパパ

　私は，発達障害の有無に関係なく，子育てに困り感を感じられるお子さんおよび保護者の方に，自由診療下で作業療法を実践するセラピストです。私のところに通って来られる保護者の中には，「健診では何も言われなかったが，保育所の先生に勧められて…」と，当初は渋々であったが，通い始められる方も多くいらっしゃいます。

　また，お子さんが小学校の高学年になられてから通い始めた保護者の方には，「就学前にも（健診の際や保育所から）勧められたことがあったが，その時は家庭では気にならなかったので，その気になれなかった。（学習や生活自立などへの）つながりが分かっていたら，もっと早くに通いたかった」とおっしゃる方もいらっしゃいます。

　共通して感じることは，わが子を思う親は，一時反発する気持ちに至ったとしても，わが子に対して真摯に向き合ってくださっている周囲の言葉は，必ず心に響き，残っ

ているのではないかということです。親切の押し売りをする必要はないのですが，一緒にその子を思う気持ちを伝えていくとよいのかもしれません。

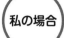

良い点を見つけ，伝えることでクラス全体が良い形になっていく
Nさん　OT 17 年目　1 児（8 歳）のパパ

　夫婦で OT をしています。
　息子の参観に行くと，気になるお子さんはいらっしゃいます。他の保護者の方も，なんとなく気づかれていることが分かります。
　そんな時，私はその子の"良いところ"を見つけるように努めます。「字形は整えて書こうとしないが，発言は積極的だ！」「姿勢は崩れるが，友達と意見交換する時は，しっかりと身体が起きる！」「挙手しても先生に当ててもらえないとイライラしてしまうが，声を揃えて発表する場面が多い授業だと，とても集中している！」などなどです。そういったことを妻に伝えると，妻は母親同士の中で，自然に話題にしていたりします。そうすることで，"気になる点"だけでなく，どうすれば個が良い形になり，そこからクラス全体が良い形になっていくかに皆が関心をもてるようです。
　子どもや授業の気になることを否定的に捉えるのではなく，良いところを肯定的に話すことで，保護者間でも前向きに共感できるのかもしれません。肯定的な話の中で，お互いの子を客観的に見つめ直す機会になったり，ふとした相談にもつながるかもしれないと感じています。

信頼関係を築きながら，出番を待ちましょう
Sさん　OT 19 年目　1 児（15 歳）のママ

　OT の職業柄か，人の様子を気にかけることが自然と多くなりますよね。気にはなるものの，どう関われば？　という迷い，共感します。
　今回は，障害がありそうな子どもさんです。親の認識の仕方や関わり方，困っている具合，支援を求めているか否かなどの事情が存在しますし，職務とはちがう場面ゆえに，切り込んでいくことはできません。

相手に必要としてもらえた時が，出番のように思います。出番待ちの間には，日頃の関係性の中で自分の仕事について語っておいたり，互いに相談し合える信頼関係をつくっておいたり，その子と一緒に遊んでみるのはいかがでしょうか。

「うまく遊ばせてくれている」「ちょっと話を聞いてみたい」など，その子のお母さんが何かしら感じたときに，そこからみえてくる自然な形の関わり方がありそうです。

出番は，必ずしも訪れないかもしれません。自然発生的なものと思っておかれたらよいように思います。

生活のヒント
母仲間としてその瞬間に寄り添うだけでも大事なこと

私も保育園を利用していた時に，1人のお母さんから相談を受けました。私がリハ関係の仕事に携わっていることを知っておられたからです。そのお子さんは，少し下肢の筋緊張が高いのか，つま先で歩くことが多く，スキップができない状況でした。私は小児専門でなかったので専門的なアドバイスはできなかったのですが，子どもは発達する中で変化があることや，今できないのはスキップだけであり，本人なりのスキップでみんなと一緒に過ごせているので，お母さんが不安な様子を見せないようにするのが大事だと思う，というお話をしました。心配なら受診されることも勧めましたが，そういうお気持ちにはなれず，もうしばらく様子をみることとなり，そのうちにスキップもできるようになっていきました。

この時は，自分が「OT」であることを知ってもらえていたり，OT以前に共に頑張る「働くママ」として，不安なことに寄り添えました。普段の臨床現場においても，OTという職業を知ってもらうことと，OT以前の「人としての関わり方」の大切さを改めて考えさせられる相談内容であったと感じます。

宇田　薫

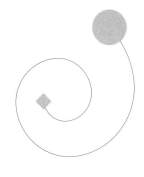

母としての時間と，OTとしての成長の時間

 変化する環境で，OTとして成長する時間の確保が難しい
Tさん　OT 16年目　6歳と9歳のママ

　母親になって10年目です．周囲に支えられながら，なんとかOTという仕事を続けることができました．母として子どもの病気や，さまざまな問題に向き合いながら，葛藤しながらもOTでいられたのはとても嬉しいことです．

　10年前は，子どもの成長に伴い，いつかは仕事に割ける時間が増えると思っていました．しかし，生活の世話は減っても，学校の宿題をみたり，PTA活動，本人の悩み事対応などで，思ったよりもゆとりは生まれず，一層忙しく感じます．何もかも中途半端な気がして苦しくなることもあります．

　そんな中，これからのOTとしての自分を考えることが増えました．周りがさまざまな責任を背負い，成長していく中で，今後自分がどのようなかたちでOTを続けていくのか，やっていけるのかと考えると不安を感じます．

　変化する環境の中で，母としての時間と，OTとしての成長（発表・勉強会）の時間，職場の一員としての時間をどのように組み立てていこうか迷っています．

私たちの経験から

 私生活と仕事で同時に成長できるって幸せなこと
Kさん　OT 22年目　16歳と5歳のママ

　私も，OTとしてよりよい仕事ができるよう，毎日葛藤しながらやってきました．OTは対象者の生活再建の手助けをし，前を向いて歩めるように支援することが役割です．それには対象者1人ひとりの悩みに寄り添い，真摯に丁寧に向き合うことが何より大切だと思います．

　そのためには，私生活においてさまざまな人生経験を重ね，人として成長していくことも，作業療法を提供するにあたり糧になっていくと思います．忙しい中で，自己研鑽の時間をつくるには工夫が必要だと思います．私は隙間時間にジャーナルや専門書を読み，また，同僚との会話も貴重な時間と捉えています．

　公私ともに周りの人の幸せを想いながら，この仕事を続けることができ，人として

成長していけることは自分自身の大きな幸せにもなります。そのような存在でいられることがOTとして，母として，同僚としてよいのではないかと思います。

納得できる姿に近づこうとするだけでも成長！
Kさん　OT 25年目　2児のママ

　私も上の子が10歳の頃，同じ気持ちになったことを思い出します。

　相談者さんが「もっと作業療法をやりたい！」のならば，子どもたちやパートナー，家族に「私はこうしたい！」と声をあげてみてはどうですか？（結構，子どもは母親の仕事をだれよりも大事に思ってくれているものです。）宿題やゲームをする子どもの傍でも勉強はできます。また，「この日はママのお勉強の日！　習い事の送迎もママ友にお願いするけど，頑張ってね」と，有給休暇を1日自分の研修に使うのもある意味贅沢で大切なことかも。身軽だった頃と同じにとまではいかなくても，相談者さんの納得できるOTにどのくらいまで近づいていくか。それは自分自身で決めていいこと，マネジメントしていいことかなと思います。

　たとえ自分が足踏みしていると思う時でも，人間としての成長はちゃんとできています。焦らなくても大丈夫。OTとしてきっと成長できているはずです。なんて…自分に言い聞かせながらOTを続けている母親がここにもいますよ（笑）。

1つひとつ真摯に向き合うことで前向きになれる！
Kさん　OT 29年目　小学生～中学生3人のママ

　子どもときちんと関わり，OTとしても成長したいと日々がんばっていて素敵ですね。時間の配分に悩むのは私も同じです。まだまだ子育ては続きますし，OTとしてやっていくには研鑽の積み重ねが必要ですから。

　私には「できない」という選択肢はなく，「やらなければ」でやってきて，ついに自分の中で白旗を揚げてしまいました。改めて自分はどうありたいのかと考え，まず笑顔で真摯に患者さんや職場の人，家族と関わっていたいと思いました。たとえば，短時間でも気持ち全部で子どもと向き合った感があれば，「よし，次は仕事をがんば

ろう」と気持ちを切り替え，その逆もありで，時間のやりくりを前向きに調整できるようになりました。また，きちんと睡眠をとって心身の健康を心がけることが，前向きな思考に繋がると実感しています。

　できないこともありますが，やれる時はやると前向きに取り組んでいる姿は，ちょっといい感じがしませんか。そうして自分なりの作業療法と作業療法士像がみえてくるといいですね。

生活のヒント
「私，成長しているかしら？」と思うこと自体，成長過程！

　私の大好きなナイチンゲールの言葉に，「年ごと，月ごと，週ごとに『進歩』を重ねていないかぎり，自分は『退歩』していると思ってまちがいありません」というフレーズがあります。自分の成長を意識しなくなった時から「退歩」が始まるということです。

　子どもの世話や親の介護，自身の体調など環境が日々変化していく中で，「もう自分には成長する時間がない」と諦めることをせず，自身の成長を意識している人は，少しずつかもしれませんが，きっと成長し続けておられると思います。一方，時間に融通が利くようになっても，「すごい勢いで成長する」という人はめったにいらっしゃいません。時間があっても，「自身の成長」を考えなくなった時が後退だと思います。焦らず，でも諦めることなく，「自身の成長」にこだわって参りましょう！

　　　　　　　　　　　　　宇田　薫

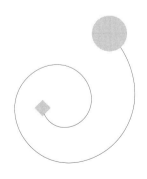

妊娠中の働き方
―相談者の今

はじめに　59～64頁で,「妊娠中の働き方」をテーマにしたご相談を取り上げてきました。今回は, p.59～61のご相談者Nさんと, p.62～64のご相談者Sさんに, アドバイザーのアドバイスを受けての感想を伺いました。

アドバイスを受けて

「今はつわりの状況を伝え,周囲の理解を得ています」
Nさん　OT 11年目　2児のママ（p.59参照）

　皆様からの貴重なご意見ありがとうございました。妊娠中のつわりには個人差が大きく, 一言で「つわり」といっても症状もさまざまであり, 周囲に伝わりがたいことが理解できました。積極的に自分のつわりの状況を伝える大切さを理解できました。

　実は, 現在3人目を妊娠中であり, 今回の意見を参考に「周囲に状況を詳しく伝えること」を実践しています。私の場合, 今妊娠7カ月ですが吐き気が治まらず, 出産まで続く可能性があります。周囲からは「大変ですね」「人それぞれだね」「身体を大事にね」と優しい言葉をいただくことができています。また, 勤務時間の短縮や, 一時休暇をいただくなどの対応に了承をいただくこともでき, つらい妊娠生活を乗り切っています。

＊　　＊　　＊

　このように, 3回目の妊娠で初めて周囲に状況を伝えることを実践し, 感じていることですが, 現在の職場では2回目の妊娠であるため, スタッフの皆さんも前回の妊娠期間の様子を知ってくださっているため, 声をかけやすいようです。しかし, 初めての妊娠であっても, 2回目以降の妊娠であっても, このように周囲に状況をお伝えする際, 妊婦の立場として忘れてはならないのは,「常に周囲に感謝の気持ちを添えて状況を伝える」ことを意識することだと思います。

　今後は, 私自身が妊娠中につらい経験をしてきてきたからこそ, 周囲の妊婦さんに対し, 私のようなつらい思いをできるかぎりしないよう, 支えていきたいと考えています。良い機会を提供いただき, 本当にありがとうございました。

「経験者として，妊婦さんを見守っていければ」
Sさん　OT 13年目　2児のママ（p.62 参照）

　私が経験したつわりは，体調に波はありましたがお産まで続いていたため，その間は職場のスタッフや上司にたくさん不安を与えてしまい，振り返ってみると申し訳なく，胸が痛くなります。しかし今回，相談をさせてもらい先輩ママから温かい言葉をいただくことができ，とても安心しました。また同時に，見守ってくれたスタッフや上司に対して，改めて感謝の気持ちでいっぱいになりました。

＊　　　＊　　　＊

　確かに，つわりの個人差は大きく，共に働くスタッフは妊婦のありのままの体調を理解しなければならず，お互いの理解力が問われてくるかと思います。ちょうど，患者様の病状変化と同様で，とても繊細で，職場内も緊張感が漂う日が続きます。そのような時は，つわり経験者や，つわりの強かった奥さんのサポート経験があるパパセラピストが，「何でも相談できる・打ち明けられる環境づくり」の担い手になっていただければとても心強いと感じました。

　私は，つわりで大変苦しみましたが，今となればそのつらさを経験できたことに感謝したいと思います。今後，先輩ママと同じように，つわりで苦しむ妊婦さんを温かく見守っていければと感じました。ありがとうございました。

妊婦と周囲，互いに働きかけを

　今回のやりとりを終えて，妊婦のOTが働き続けるために，もしくは妊婦OTをサポートするために必要なのは，妊婦OTも周囲も「互いに理解する」ということを意識するということかもしれないと気づきました。今後，女性のための制度が整っていき，身体的負担はある程度，軽減されるかもしれませんが，この「互いに理解する」ことができていなければ，永遠に妊婦OTが心身ともに安心して働き続けることはできないでしょう。

＊　　　＊　　　＊

先日,「暮らしを支える作業療法の視点」というテーマで講演依頼をいただいた際に考えたことに似ています。OTとして対象者の暮らしを支援する際に,対象者にどれだけ寄り添えるかは,その対象者の「状況(環境因子)」と「想い(個人因子)」をOTとして,どれだけ理解できるかによると考えます。妊婦OTを支援する際も同様で,環境因子として考えると,家庭の事情(家族の協力の違い,子供の人数),通勤の負担,仕事内容の違いなどが挙げられ,個人因子として考えると体調,個人による頑張り加減,周囲へどのような理解・協力を求めているかなどを,周囲のスタッフが,どれだけ理解できるかでしょう。

　そのために,妊婦OTも周囲も,意識して「互いを理解する」という作業をしなければなりません。そうでなければ,互いが分からないまま,さらには理解が誤ったまま日々が経過し,その結果,心ない言葉を投げかけてしまったり,反対に妊婦OT自らが周囲に反感を与えてしまうような言動をとる危険性もあります。皆さんの職場でも,ぜひ意識して「互いに理解する」ことを行っていただきたいと考えます。

　　　　＊　　　　＊　　　　＊

　おわりに,いつもアドバイザーの方のコメントを拝読して思うのですが,直接会ったことのない1人の女性OTに対し(今後もきっと出会うことはないでしょう),親身になりコメントいただけるのは,アドバイザー自身も同様の経験をもっておられるからでしょうか。そう考えると,いつの時代も同じ悩みを抱いている女性OTが存在しているということです。しかし,アドバイスを受けた女性OTがごく自然に,自分が今後サポーター役になると宣言してくださることで,いつか女性OTが働きやすい時代が来ると信じています。

宇田　薫

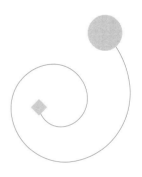

これまでの相談を振り返って

　本稿では，今後も多くの方に相談の投稿を，そして反対に，さまざまな苦労を経験された方（今も奮闘中の方ももちろん）のアドバイスもいただきたいと考え，振り返りたいと思います。

宇田　薫

打ち明けることで次のステップへ

　まず，毎回，勇気をもって相談投稿してくださる方ですが，私が講師として全国各地にお伺いした時に出会った方であったり，以前，相談投稿した方のお友達であったりと，今までは身近にいる方に書いていただくことが多かったです。

　いつも，相談者の方と私で何度かメールでやりとりさせていただき，完成に至るのですが，大半の相談者の方が，「書いた時点で（打ち明けた時点で）少し気持ちが楽になりました」「誰かに（宇田に）聞いてもらえただけでも，少し頑張れそうになりました」とおっしゃいます。きっと，今まで「こんな悩み，職場では言えない」「我慢するのが普通」と頑張っておられたのでしょう。

親身なアドバイザー

　アドバイザーの方は，私の知り合いのOTだけでは対応できない悩み相談も多いので，「『ご夫婦でOTかつベテラン夫』の方を紹介してほしい」など，周囲の方にお願いしています。すると，いつもふさわしい方が見つかり，かつ，快くアドバイザー役を引き受けてくださいます。OTのみなさんは，本当に思いやりがある方が多いと実感する瞬間でもあります。会ったこともない，もちろん，今後も出会うことがないであろう相談者に，本当に親身になり，言葉を選びアドバイスをくださいます。時には，少し辛口のアドバイスもありますが，それも，そのアドバイザーの方が同じように苦難を乗り越えられたからであって，実際，それを読まれた相談者の方も「自分にも至らない部分があったのかもしれない」と素直に受け止めておられます。案外，常に顔を合わせる身近な人は言いにくいことも，紙面上のアドバイザーの方には，少々辛口であっても適切なアドバイスをいただいているかもしれません。

　また，アドバイザーを複数の方にお願いしているのは，同じような悩みであっても，相談者の環境が異なると，そういう状況に至った過程や解決策も異なるはずだからです。よって，

複数のアドバイザーにコメントいただくと，より相談者の状況に合ったアドバイスに出会う可能性が高まるでしょうし，読者側のみなさんにも自分に合ったアドバイスを選べる可能性がでてきます．1人の1つの悩みなのに，状況や人によって解決策は異なるということを知り，身近で悩んでいる同僚や友人へのアドバイス時の参考にしていただければ幸いです．

仲間のためにも声を上げる時

　今，国会でも女性の活躍を推進する施策が訴えられており，すでに育休・産休・介護休暇制度なども定められていますが，一向に子育てしながら，または，介護が必要な親御さんを抱えながら働くのは厳しい状況です．しかしながら，アドバイザーの中には「うちはみんなで助け合っているので悩みはない」とおっしゃる方もいます．

　結局は，いろいろな制度や仕組みができても，その職場のもつ力・意識次第なのではないでしょうか？　制度を知ることも大切ですが，それだけでなく，すぐ隣で不安を抱えている仲間のことを知ろうとしたり，当事者自身の振る舞い・言動を意識することも大切だと，コラムを連載して思うようになりました．われわれが声を上げて制度が変わることはありませんが，OTとして働く仲間の意識は変わるかもしれません．ご自身が些細だと感じられることも，全国のどこかで同じように悩んでいる仲間がいます．みなさんの声がきっと誰かの力になりますので，ぜひ，声かけをしてみてください．

多くの「1人で悩んでいた女性OT」と出会って

　本稿は，私が出会った多くの「1人で悩んでいた女性OT」から気づいた，共通した現状，問題，悩みなどを紹介します。先輩女性OTに，身近で悩んでいるOTを支えていただく際の参考にしていただければ幸いです。

宇田　薫

もう少しだけ，ご主人にあなたの想いを伝えるといいね

　よくあるお悩み：「女性が働いている」ということへの負い目をもっている女性はまだまだ多く，「本当は私だって研修に行きたい」「仕事も時間になったから途中で終えるのではなく，その日のことは終えてから帰りたい」「あなた（ご主人）は研修にも行くし，帰りの時間も気にしなくていいから不公平」などのストレスを抱えている。

　アドバイス：そもそも，あなたのその想いをご主人が理解していない場合が多いけれど，よくよくお話を聞くと，その気持ちをあなたがご主人に打ち明けていないことも多くあります。「なぜ，働きたいのか？」「なぜこの仕事が好きなのか？」「定時に帰ることについて，職場において，どれほど周囲の理解・協力を得られているか？」などです。反対に，伝えられる想いがない場合は，今一度，あなた自身がOTとして働く意味を振り返る必要があるかもしれません。見えないことは，やはり言葉で伝えるほうがよいでしょうし，これは末永く生活を共にするパートナーとうまくやっていく方法の1つだとも思います。

あなたから始めてみましょう。「働くママがいる職場」づくりを！

　よくあるお悩み：あなたが，その職場で妊婦として働く初めてのスタッフである時，「周りの理解・協力がないのでこれ以上は無理」と諦めたり，「無理してでも，働き続けます」とちょっと意地になってしまうことがある。また，子どもが生まれてからも，独身スタッフに比べ，どうしても子どもが病気になったり，参観日などの学校行事があったりと，ママOTはお休みをもらうことが多くなる。その度に「また～」と思われているんだろうな～と引け目を感じている。中には，高額の病児保育に子どもを預けて出勤している場合もある。

　アドバイス：「妊娠」しているスタッフがいるということは，お腹の中の赤ちゃんを周囲のみんなで守ることになるのです。そして，あなたも親として守らなければならないのです。意地を張るのではなく，頑張れることと甘えることを見極めて，周囲に理解，協力を得るよ

うにしてください。初めての妊婦OTの立ち振る舞いが，今後の職場に大きな影響をもたらすことを忘れずに。

　「休む」要因は子どものことに限りません。特に自身の体調，親の介護，役所への申請などはママOTに限らず，全スタッフに共通のことです。また，どのように休んでも「大丈夫！気にせず休んでください。後は任せて！」と思ってもらえる人と，そうでない人がいるのはなぜでしょうか？　きっと，日ごろの「働く姿勢」だと思います。いつ休んでも，残って代診や代行をしてくれるスタッフに分かりやすく，記録やプログラムが日々のカルテに記載されている。患者さんとの信頼関係ができているので事情を理解いただきやすく，代診・代行にも入りやすい。子どもの生活（睡眠，食事など）に気をつけていることを周囲も知っているので，「ちゃんと管理していた中での病気」と理解してくれている。休ませてもらった時の感謝を表現している。反対に他のスタッフが急に休むことになっても，いつも気持ちよく代診・代行しているあなたである。そういう立ち振る舞いをするスタッフでいることが，職場全体にも良い影響を与えていくのだと思います。

時間の長さも大事だけど，質にこだわってみましょう！

　よくあるお悩み：部署の勉強会は業務が終了してからなので，保育所のお迎えに間に合わず，毎回不参加。泊まりでの研修もしばらくは行くことができない。このような状態が数年も続くと，どんどん置いてきぼりになりそうで不安。

　アドバイス：もちろん勉強会で得る知識・技術は貴重ですが，どれだけの差が実際に出ているのでしょうか？　業務時間の8時間の中で，学ぶことは何もないでしょうか？　分からないことを1日1つでも調べることで知識は蓄積されますし，日々担当している事例を丁寧に記録しておくだけで，いつかは演題発表のチャンスもあるかもしれません。勉強会の講師が同僚で頼みやすい場合は，昼休みなどに伝達をお願いできないか尋ねてみるのもよいかもしれません。これから，当面は時間が制限される日々が続くのは明らかです。

　時間をつくる工夫と，小さな積み重ねを継続することを習慣づけるのは，ママOTとしてだけではなく，仕事をするうえでも身につけるとよいと思いますよ。

働くお母さんと共にいて (1)

　私が子どもを保育園に預けて働いていた頃,「子どもを預けてまで働くなんて,子どもが可哀想」「子どもの成長に良いことはない」と言われたことがありました。最近は,そう言われることは減りつつありますが,母親たちは心のどこかで,いつも気になっている部分だと思います。本当に子どもたちは可哀想なのか？　成長に良くないのか？　前後編でお子さんたちへのアンケートをお送りします。今回は,成人を迎えられている「女性OTに育てられたご兄弟」に率直に聞いてみました。

●質問内容とその番号
　①母親が復職されたのはいつか。②作業療法士という仕事を知ったのはいつか。③母親の仕事内容を知ったのはいつか。④母親が仕事をしていることで寂しかったり,悲しかったりした思い出はあるか。⑤母親に仕事を辞めてほしいと思ったことはあるか。⑥　⑤の理由。⑦あなたが成人された今,働く母親をどのように思うか。⑧あなたが女性の場合,ご自身も出産後働こうと思うか。あなたが男性の場合,結婚された時,奥様に働いてほしいと思うか。⑨子育てと仕事の両立に悩んでいる働く女性たちへのメッセージ。⑩　①〜⑨の回答をご覧になったお母さんからの感想。

成人した3人のお子さんたちから

自分も女性OTになった今,思うこと
25歳（OT4年目）,女性の回答

　①生後3カ月（院内保育園）の頃。②幼稚園生〜小学生くらいの頃。③小学校2〜3年生頃。④土曜日にも仕事に出たり,日曜日も講演会などに出ることもあったのが寂しかったように思います。⑤ありません。⑥仕事の愚痴を言ったりすることはなかったし,楽しそうだと思っていたから。また,リハビリの先生と呼ばれている母親が誇らしかったから。母が働いていて共働きだからこそ金銭的にできることが増える（旅行など）ことも知っていたから。⑦自分も同じ職業についた今は,こんな過酷な仕事の中で,家事もして3人の子育てもしてくれたことは本当にすごいことだと実感しています。⑧専業主婦になるイメージがないので,働いていると思う。社会の中で役割をもちたいと思う。⑨働いているお母さんは,幼い頃から私にとって,とっても誇らしいお母さんでした。大人になってみて,仕事内容を知って,人のために働き続けるお母さんがさらに誇らしくなりました。娘にとってお母さんは女性としての人生の先

輩です。その姿を見て育ってきました。疲れている顔を見るのは子どもにとってもつらいことです。笑顔で家に帰ってあげてください。私は，待ち遠しいお母さんの帰りを待って，帰ってきたお母さんの顔が笑っていることがとても嬉しかったです。⑩3人兄弟の一番上なので甘えられる人がいなくて，下の子たちが保育園の間は1人で留守番をする時間も多かったので，一番寂しい思いをしたかもしれません。でも，思ったより早くに私の仕事を理解してくれていました。職場の人の理解や協力がないと働きにくいこともあるので，よく職場の人に家に遊びにきてもらっていましたが，そんな時，上の子が一番話し相手になるので，周りから教えてもらって理解したのかもしれません。私は，子どもと同僚に受け入れてもらって，ここまで頑張ってこれたのだと思います。

働くお母さんをみているからこそ自立心も育つ
24歳（小学校教師2年目），女性の回答

①4歳（長女とは別の保育園）の頃。②中学生頃。③12歳頃。④小学生の時，もう少し早く帰ってきてほしいと思ったことはある。⑤ない。⑥仕事をしているお母さんが当たり前だった。楽しそうだった。⑦働きながら子育てするのはとても大変で，弱音を吐かずに毎日働いて，家事も当たり前のようにしてくれていたお母さんは本当にすごい。尊敬するし感謝もしている。⑧働きたい。でも，仕事と子育ての両立ができるのか心配でもある。⑨私は働くお母さんに育てられてよかったです。お母さんが働いていると社会をみる視野も広がり，自立心も育つと思います。⑩働いていると，どうしても丁寧な子育てはできなくて，必要以上に介入せずにやってきたと思います。それがかえって娘の自立心を高めてくれたのかもしれません。それと，OTだからこそ自然と自立や社会性が気になって，そこを高めるアプローチをしていたのかもしれません。

自分も，人のためになる仕事をしていきたい
21歳（イルカトレーナー），男性の回答

①4歳（長女とは別の保育園）の頃。②中学生頃。③12歳頃。④小学生の時，もう少し早く帰ってきてほしいと思ったことはある。⑤ない。⑥仕事をしているお母さ

んが当たり前だった。楽しそうだった。⑦働きながら子育てするのはとても大変で，弱音を吐かずに毎日働いて，家事も当たり前のようにしてくれていたお母さんは本当にすごい。尊敬するし感謝もしている。⑧働きたい。でも，仕事と子育ての両立ができるのか心配でもある。⑨私は働くお母さんに育てられてよかったです。お母さんが働いていると社会をみる視野も広がり，自立心も育つと思います。⑩働いていると，どうしても丁寧な子育てはできなくて，必要以上に介入せずにやってきたと思います。それがかえって娘の自立心を高めてくれたのかもしれません。それと，OTだからこそ自然と自立や社会性が気になって，そこを高めるアプローチをしていたのかもしれません。

お子さんたちの言葉を誇りに

　お子さんたちは成人されても「寂しかった」思いが残っておられる一方，「楽しく働く母の姿」「笑顔の母」の思い出も強く残っておられることが分かります。その当時は子どもの思いが分からず不安だったお母さんも，今，こうやって表現してもらえることで，働き続けたご自身を誇りに思えますね。これからも「背中を見せられる母」で頑張ってください。

宇田　薫

働くお母さんと共にいて（2）

　昨今，保育所の待機児童問題がOTにも影響を与えており，復職（＝子どもの保育所入所）が年度途中では難しい状況が身近なこととなりました。今回の3名のお子さんたちは，みなさん保育所に入園できておられますが，その時代は，育児休暇中の手当てが支給されなかったり，人手不足が原因で早期の復帰を余儀なくされたりと，現在は異なる理由で早期に復帰されています。今回は0歳時からお母さんが復職された3名のお子さんたちに，前編同様の質問に答えていただきました。「働く母」の姿しか記憶にない3人のみなさんは，どのように振り返っておられるのでしょうか？

●質問内容とその番号
　①母親が復職されたのはいつか。②作業療法士という仕事を知ったのはいつか。③母親の仕事内容を知ったのはいつか。④母親が仕事をしていることで寂しかったり，悲しかったりした思い出はあるか。⑤母親に仕事を辞めてほしいと思ったことはあるか。⑥　⑤の理由。⑦あなたが成人された今，働く母親をどのように思うか。⑧あなたが女性の場合，ご自身も出産後働こうと思うか。あなたが男性の場合，結婚された時，奥様に働いてほしいと思うか。⑨子育てと仕事の両立に悩んでいる働く女性たちへのメッセージ。⑩　①〜⑨の回答をご覧になったお母さんからの感想。

1歳未満から保育所で過ごしていた3人のお子さんたちから

働いているお母さんがあたりまえで，自慢だった
26歳（会社員），女性の回答

　①生後8カ月の頃。②③10歳くらい，小学校3，4年生の頃。③障害のある人を助ける仕事という漠然とした認識は，5〜6歳頃からあった。④特にありません。イライラしていることはあったが，だからといって私は特に気にしていなかった。⑤ありません。⑥働いているのがあたりまえだったから。「私のお母さん，バリバリ働いてるんだ！」と自慢に思っているところもあったから。⑦家事も子育ても仕事も，よく頑張ったなと思う。すごい。⑧働こうと思う。⑨子どもは親が仕事に行っていても，親が思っているほど寂しがってはいないので大丈夫ですよ！　あと，手を抜くところは，抜いても全然子どもは気にしていません！　⑩無事に育ってくれてありがとうって思っています。そして，この娘のおかげで自分は仕事を続けられました。OTという仕事を頑張ってよかったです。

頑張っている姿はかっこいいけれど，無理はしないで
23 歳（PT 1 年目），女性の回答

①生後 2 カ月。院内保育所の頃。保育園に入園する 4 月まで 0 歳児に限り預けることができる施設でした。②15 歳の頃。③15 歳の頃。④一緒に遊ぶ時間が少なかったり，帰りが遅くて寂しいことはあった。⑤ありません。⑥つらいことも多いと思うけれど，頑張っている姿はかっこいいし，楽しそうだから，仕事をして頑張ることを止めようとは思わなかった。⑦子育てしながら働くのはとっても大変なことだということを改めて実感した。頑張り続けていることが本当にすごいと思う。こんな風になりたいと思う。⑧働き続けようと思う。⑨子どもは頑張る母親の姿を見て育つと思うので，何かに対して一生懸命な姿勢はもち続けてください。でも，それがつらくて耐えられなくなったり，辞めたいと思ったら無理はしないでください。子どもは楽しく頑張る親の姿を追いかける方が幸せだと思います。つらいと思う時間を長く過ごすより，楽しいと思える時間をお子さんと過ごしてください。親と過ごす時間が子どもにとっては何よりも幸せだと思います。⑩子育てらしいことはできませんでしたが，「お母さん，仕事楽しいよ。頑張ってるよ」という姿を見せることと，遊ぶ時間が短くても精一杯楽しむことを心がけていましたが，それが子どもに届いていたようで嬉しく思います。

成長につれ，母親の仕事に対する姿勢が理解できるようになる
21 歳（大学 4 年生），男性の回答

①生後 2 カ月。乳児保育園の頃。母以外，勤務先に OT がいない時代だったため，母は施設基準を守るために産前 6 週，産後 8 週しか休みが取れませんでした。②17～18 歳（高校 3 年生）の頃。③17～18 歳（高校 3 年生），大学受験の時。④保育園の頃に自分だけ迎えが遅かった。小学生の頃には，母親の帰りが遅く寂しかった。⑤ありません。⑥自分のために働いてくれていると思っていたから。⑦働く姿を実際に見たわけではありませんが，家での様子や普段の様子から天職であると思います。⑧思います。⑨子どもの頃には，母親が働いていることに対する理解が難しいと思いますが，大人になるにつれ働いてくれていることのありがたみが分かってくると思う。母親がいなくても，近くに子どもをみてくれる人や，おばあちゃんやおじいちゃんがいれば寂しさは半減すると思う。休みの日は少しでもいいので子どもと関わってあげ

るとよいかも。⑩想像以上の感想で驚きました。仕事に対する夫・両親の理解と協力が，子どもの寂しいという思いを軽減させてくれたのだと，みんなに感謝の気持ちでいっぱいになりました。また「天職」とは，涙が出ました。いきいきと楽しく働いていることが，子どもにも理解を得られることにつながるのだと思いました。小さい頃は寂しかったと思いますが，大人になるにつれて受容できたのだと思います。

働きながらだからこそできる子育て

「働くお母さんと共にいて（2）」の3名の方も，「（1）」の3名の方も同じように，働く母親を肯定的にみてくださっており，自身が働く世代になった今，「働きながら子育てをする」ことの大変さを実感しつつも，「自分も働き続けたい」という心強いメッセージをいただきました。「子どもが1歳未満の頃から復職」という時間的なことは問題ではなく，大切なのは，ずっと記憶に残っている親の仕事に対する「一生懸命」「楽しそう」という姿勢なのかもしれません。そしてその記憶は，今，成人されたお子さんの「働くこと」にもきっと影響を与えているでしょうし，皆さんがOTという仕事が好きだからこそ「素敵な母の子育て」となっているのかもしれません。

宇田　薫

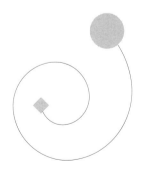

みんな「ひとり」ではなくなった

本稿では，「女性OTの悩み」をテーマごとに分類して振り返ってみたいと思います。

それぞれのテーマに寄せて

両立

おもに「育児との両立」「親の介護との両立」という相談でしたが，その「両立」とは決して時間配分の比率についてではなく，「子どもに負担をかけていないか（病気をした時のことや，寂しい思いをさせていないか）」「自分のスキルアップの時間がとれない」「家族，職場に迷惑をかけていないか？」などの悩みでした。

それに対し，アドバイザーは，誰一人として「きっちり」「最大限に」「手を抜かずに」「何かを犠牲にして」というアドバイスはせず，「自分のできる範囲で」「優先させたいことは何か？」「bestではなくbetter」「人に頼って」「自分に合った工夫を」「笑顔で」「楽しく」などの言葉をくださいました。少し肩の力を抜いて，少しの工夫（手抜きもOK！）をするだけで，自分に余裕や笑顔が増え，周囲への接し方が変わったという方も多かったと思います。

体調

このテーマでは，「妊娠中のつわり」「体力低下」「持病」の相談がありました。それらの経験のない人には当然，症状や抱える不安の理解は難しく，当事者自身も「甘えてはいけない」という気持ちになり，互いが歩み寄れないままです。アドバイザーからは，「打ち明けてくれればいいですよ」「上司などには自分から積極的に相談を」というアドバイスがありました。自身の体調がつらい状況でも，私たちはこのOTという素敵な仕事を続けたいのです。それは周囲の仲間も同じです。この仕事の魅力を皆が知っているからこそ，「誰もが働き続けられる環境を整える」ことも一緒に考えられるのだと思います。

スキルアップ

育休中や復帰直後の時期は，専門職がゆえに，自身のスキルアップが停滞しているのではないかと不安が募ります。しかし，長くこの仕事に携わってゆくのであれば，「職場以外で過ごす時間」「職場以外の人と出会う時間」「育休前とは違う環境での役割」など，環境を変え，いつもとは異なる経験ができるチャンスの時間でもあります。アドバイザーは，OTは

「生活行為」に関わるため，「さまざまな生活場面」「さまざまな人々」に関わることでOTとしての視野を広げることができると，不安よりも「絶好のチャンス」と前向きに考えておられました．

私たちの仕事は，どれだけ深い知識・高い技術を自身が身に付けていたとしても，それを提供する場面に気づかなければ意味がありません．その「気づく力」を養うためにも，私たちにはさまざまな経験が必要でしょうから，勉強会や研修会では得られない，特別な時間の「自身が置かれた環境」は十分なスキルアップの可能性を秘めていると思います．

周囲の人々

このコラムでは，「悩める女性OT自身」だけではなく，「頑張っている女性OTを支えたい周囲の方々」にも投稿いただきました．ついつい，大変なのは自分自身だけと思いがちですが，「頑張るママOTを支えるパパOT」「全スタッフが気持ち良く働ける職場にしたい管理職OT」「今は自分たちが妊娠・子育て・介護に悩む人をサポートしているけれど，自分の将来は不安という独身OT」「先輩ママOT」など，周囲にはたくさんの仲間がいることを忘れてはいけません．今は応援されることが多くても，ある場面では，反対に応援できていることがあったり，また，時間が経過する中で，自分が応援に回る時が来るのです．そのようなことがざっくばらんに話せる時間を，積極的に設けている筆者の職場の紹介もさせていただきました．

いつでもOT

「OTであるがゆえに，保育所で他のお子さんの発達状況が気になっているが，親御さんに声がかけられない」という，常に専門職であるということが感じられる悩みなどもありました．また，「仕事と家庭の両立も，問題点を整えればそれらの作業遂行が充実する」「身体状況が改善すれば活動・参加レベルも安定する」「環境を整えれば負担になっていることが軽減できる」など，私たちOTは，生活行為の向上のマネジメントができる専門職であるため，生活行為に関して敏感なのかもしれません．

「みなさん，前を向いている」

過去の相談者に近況報告をしていただきました．また，過去に筆者と出会った「悩んでいた女性」が今はキラリと働いている姿の報告もできました．そして，働くOTママの子どもたちにも登場していただきました．それぞれ苦労もありましたが，みなさん前を向いておられました．ひとりで悩んでいた女性OTは，実はひとりぼっちではなかったのだと思います．

お礼―多くの仲間に支えられて

　5年間，多くのアドバイザーにご協力いただきました。「私の経験で少しでもお役に立てるなら」と，誰一人としてお断りされる方はいませんでした。一度も会ったことのない，これからも会うことがないかもしれない，悩める仲間のために本当に親身に考えてくださいました。この紙面でのやりとりが，身近なところに広がることを願い，5年間のまとめとさせていただきます。今後も相談者だけでなく，読者のみなさんにおいても「ひとりではない！」と思えるページにしてまいりたいと思います。

　　　　　　　　　　　　　　　　　　　　　　　　　　　　　　　　　　　　　宇田　薫

出典一覧
臨床作業療法

10 巻 5 号　育児と仕事の両立（1），2013 年
10 巻 6 号　仕事復帰直後の育児との両立，2014 年
11 巻 1 号　慣れない部署での職場復帰，2014 年
11 巻 2 号　育児と仕事の両立（2），2014 年
13 巻 1 号　介護と仕事の両立，2016 年
13 巻 2 号　「子どもとの時間」と「スタッフとの時間」のバランス，2016 年
13 巻 4 号　仕事と家庭の両立がむずかしい時，2016 年
15 巻 2 号　子どもの介護とブランクへの不安を抱えながら，2018 年
15 巻 3 号　子育て中の親の介護―過去に相談がなかったテーマ，2018 年
11 巻 3 号　妊娠中の働き方―つわりがひどい時（1），2014 年
11 巻 4 号　妊娠中の働き方―つわりがひどい時（2），2014 年
12 巻 5 号　体力低下・体調不良を抱えながら働くこと，2015 年
14 巻 6 号　持病を抱えながら働くこと，2018 年
12 巻 1 号　妻をサポートするパパ OT の悩み，2015 年
12 巻 2 号　職場でざっくばらんにディスカッションしてみました！，2015 年
12 巻 3 号　妊娠中の OT が働ける職場づくり―管理職 OT の立場から，2015 年
13 巻 6 号　先輩女性 OT のみなさんへ―あなたの存在が力になります，2017 年
14 巻 2 号　将来の出産・子育てなどへの悩み―独身 OT に聞いてみました，2017 年
14 巻 3 号　その時の状況において輝ける自分を，2017 年
12 巻 4 号　産休・育休中における「生活行為」，2015 年
13 巻 3 号　勤務外での、気になるお子さんとご家族への関わり方，2016 年
13 巻 5 号　母としての時間と、OT としての成長の時間，2016 年
11 巻 6 号　妊娠中の働き方―相談者の今，2015 年
12 巻 6 号　これまでの相談を振り返って，2016 年
14 巻 1 号　多くの「1 人で悩んでいた女性 OT」と出会って，2017 年
14 巻 4 号　働くお母さんと共にいて（1），2017 年
14 巻 5 号　働くお母さんと共にいて（2），2017 年
15 巻 1 号　みんな「ひとり」ではなくなった，2018 年

＊本文中の年齢などは連載時のものです。
＊本文を一部変更した箇所があります。

あとがき

　本書のサブタイトル「アクティブ・ワークライフバランスの方法」は，働く人すべてに共通するテーマではある．本書では，悩みを打ち明ける側，助言する側ともに，メインタイトルどおり，ほぼ全員が「女性」である．一方で，同テーマで作業療法士（OT）以外の女性が打ち明ける悩みにも，おそらく，大きな違いはないと考える．仕事との両立，自身の体調のこと，周囲の理解，自身のスキルアップなど，働く女性には共通するテーマだと予測する．

　しかし，助言者からの悩みを軽減するための提案，その提案を受けてからの相談者の行動には，ひょっとしたら「OTらしさ」が含まれているかもしれない．もし，OT以外の女性に，この書籍を手に取っていただけたなら，ぜひお伝えしたい．日本作業療法士協会の定義では「作業療法は，人々の健康と幸福を促進するために，医療，保健，福祉，教育，職業などの領域で行われる，作業に焦点を当てた治療，指導，援助である．作業とは，対象となる人々にとって目的や価値を持つ生活行為を指す」とあり，ここでいう「作業」には日常生活活動，家事，仕事，趣味，遊び，対人交流，休養など，人が営む生活行為と，それを行うのに必要な心身の活動が含まれる．

　現場での作業療法の対象者は，身体，精神，発達，高齢期の障害や，環境への不適応により，日々の作業に困難が生じている，または，それが予測される人や集団を指し，『臨床作業療法』で掲載したコラムで悩みを打ち明ける女性OTとは異なるが，共通するのは家事，仕事という生活行為に困難が生じている状況である．よって，OTはその困難を解決に導き，人々の健康と幸福を促進するという視点で，助言でき，相談者自らもその方向に導く力を備えていると考える．

　OTによるアクティブ・ワークライフバランスの方法に，働く女性が働き続けられるヒントが含まれていて，それが，多くの働く女性にも届くことになれば嬉しく思う．女性のOTとして改めて，作業療法の「人は作業を通して健康や幸福になる」という基本理念を誇りに思いたい．

　　　　　　　　　　　　　　　　　　　　　　　　　　　　　　　　　　　　　　宇田　薫

●プロフィール

宇田 薫
(うだ かおる)

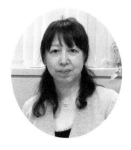

作業療法士（2018年現在30年目）。一般社団法人 日本作業療法士協会 常務理事，一般社団法人 日本訪問リハビリテーション協会 副会長，一般社団法人 沖縄県作業療法士会 監事。専門訪問作業療法士，認定訪問療法士。

日本作業療法士協会常務理事としての活動や，論文・書籍の執筆，講演などをとおして女性OTが活き活き働けるようにとメッセージを送り続ける活動に取り組む。自身も子育てをしながら，製菓衛生師免許，中型二輪免許を取得。子育てが落ち着いた現在は，大学院に通うなどアクティブなワークライフを送っている。2007年に京都から沖縄に移住。2児の母。

1967年	大阪府四条畷市生まれ
1989年	国立療養所近畿中央病院附属リハビリテーション学院 作業療法学科卒業
1989年	宇治徳洲会病院，京都民医連第二中央病院，訪問看護ステーションすざく勤務を経て，沖縄に移住
2007年	大浜第一病院 訪問リハビリテーションセンターあめくの杜 科長
	おもと会 統括リハビリテーション部 訪問リハビリテーション科 統括科長（兼任）
2015年	おもと会 統括リハビリテーション部 訪問リハビリテーション科 統括科長（専任）

河合 麻美
(かわい まみ)

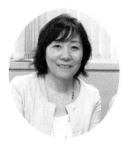

理学療法士（2018年現在24年目）。さいたま赤十字病院 リハビリテーション科。リハビリママ＆パパの会 代表。4児の母。

自身の子育ての大変さから，2006年ソーシャル・ネットワーキング・サービス上で，"ママセラピスト"同士が悩みを共有できるコミュニティを開設。その後コミュニティをリアルの場に移し，「PTママの会」を設立。後に会員からの要望を受け「リハビリママ＆パパの会」（通称「リハ MAP」）に改称した。「リハ MAP」では，子どもを連れて参加できる研修会やランチ会の開催，会員限定メールマガジン，webサイトでの情報発信や，Facebookグループでの会員交流などの活動を行っている。

1972年	埼玉県さいたま市生まれ
1995年	埼玉医科大学短期大学 理学療法学科卒業
1995年	さいたま赤十字病院 リハビリテーション科
2008年	「PTママの会」設立
2010年	専門理学療法士（神経）取得
2015年	「PTママの会」を「リハビリママ＆パパの会」へ名称変更
2018年	一般社団法人 コーチングプラットフォーム 認定コーチ取得

高沢 梨沙
(たかざわ りさ)

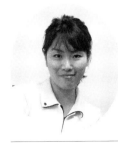

作業療法士（2018年現在10年目）。福岡青洲会病院 リハビリテーション部。

2006年からfish哲学を推進しているという福岡青洲会病院に勤務。現在，フルタイムで働きながら，2歳の子どものママとして子育ての真っ最中。

1986年	熊本県熊本市生まれ
2007年	鹿児島第一医療専門学校 作業療法学科卒業
2007年	福岡青洲会病院
2018年	認定作業療法士取得

アクティブ・ワークライフバランスの方法
女性作業療法士の子育て・介護・仕事

発　　　行	2018年9月7日　第1版第1刷©	
編　　著	宇田　薫	
発 行 者	工藤　良治	
発 行 所	株式会社 青海社	
	〒113-0031 東京都文京区根津1-4-4 河内ビル	
	☎ 03-5832-6171　FAX 03-5832-6172	
装　　幀	石原　雅彦	
印 刷 所	モリモト印刷 株式会社	

本書の内容の無断複写・複製・転載は，著作権・出版権の侵害となることがありますのでご注意ください。

ISBN 978-4-902249-92-7　C 3047

|JCOPY| ＜㈳出版者著作権管理機構　委託出版物＞

本書の無断複写は著作権法上での例外を除き禁じられています．複写される場合は，そのつど事前に，㈳出版者著作権管理機構（電話 03-3513-6969, FAX03-3513-6979, e-mail：info@jcopy.or.jp）の許諾を得てください．